Dilmurod Khojiev Yakhshievich
Sergey Dydykin Sergeyevich
Dilorom Odilbekova Baxtiyarovna

Método de tratamento cirúrgico de úlceras duodenais gigantes

Dilmurod Khojiev Yakhshievich
Sergey Dydykin Sergeyevich
Dilorom Odilbekova Baxtiyarovna

Método de tratamento cirúrgico de úlceras duodenais gigantes

ScienciaScripts

Cover image: www.ingimage.com

This book is a translation from the original published under ISBN 978-620-4-72853-7.

Publisher:
Sciencia Scripts
is a trademark of
Dodo Books Indian Ocean Ltd. and OmniScriptum S.R.L publishing group

120 High Road, East Finchley, London, N2 9ED, United Kingdom
Str. Armeneasca 28/1, office 1, Chisinau MD-2012, Republic of Moldova, Europe
Managing Directors: Ieva Konstantinova, Victoria Ursu
info@omniscriptum.com

Printed at: see last page
ISBN: 978-620-8-55740-9

Esta monografia foi discutida e recomendada para publicação na reunião n.º da secção de Termez da Academia Médica de Tashkent em , 20.

Revisores:

Chefe do Departamento de Anatomia Normal,
Anatomia Topográfica e Clínica, Operatória
Cirurgia do Orçamento do Estado Federal
Instituição Educativa de Ensino Superior
Universidade Estatal de Medicina de Perm com o nome
Académico E.A. Wagner do Ministério
da Saúde da Federação Russa, DSc.

Balandina Irina Anatolyevna

Vice-Reitor para os Assuntos Académicos do
Instituto Estatal de Medicina Dentária de Tashkent Ministério
de Saúde da de Saúde da República da
Uzbequistão, DSc

Baymakov Ayfiddin Risbaevich

Anotação

A GDU deve ser considerada como uma complicação da doença da úlcera péptica com um complexo de sintomas muito claro e caraterístico. Caracterizam-se por uma elevada frequência de várias complicações, tanto durante a hospitalização, que causam operações de emergência como planeadas. A sua compatibilidade é especialmente elevada. É isto que coloca em primeiro plano a procura da melhor opção de tratamento cirúrgico, cujo requisito pode ser formulado da seguinte forma: risco mínimo de cirurgia e um número mínimo de complicações tardias, ou seja, doenças do estômago operado. Com base no exposto, foi desenvolvida a abordagem do autor para uma solução científica para este problema.

A monografia destina-se a investigadores, docentes de universidades de medicina e médicos que trabalham no domínio em causa em instituições médicas.

Índice

Introdução.

A úlcera péptica (UP) continua a ser uma das doenças mais comuns do sistema digestivo. Passaram mais de 90 anos desde a primeira descrição de úlceras duodenais gigantes (mais de 2 cm de diâmetro) - Brdiszka I. e o termo proposto pela primeira vez por Knutson F. em 1932. A incidência destas úlceras é baixa: de 2,61% a 10,3%. Naturalmente, o número de observações pessoais dos autores é insuficiente. Basta dizer que Mistillis S., durante muitos anos, desde a primeira descrição da GDU, apenas encontrou na literatura mundial uma descrição de 34 observações desta patologia, e Ponomarev A.A. - um total de 212 casos. O primeiro relatório sobre GDU na CEI veio de B.S. Sukovatykh. e só mais tarde apareceram os dados de Nikolaev N.O., Mityuk I.I.. e outros.

Estas úlceras são difíceis de tratar de forma conservadora; normalmente penetram para além da parede esclerótica do estômago ou do duodeno (duodeno) nos órgãos circundantes - pâncreas, ligamento hepatoduodenal, fígado, diafragma, raiz do mesentério do cólon transverso, omento menor, parede abdominal anterior, o que dificulta significativamente as operações. A hemorragia é a complicação mais comum da GDU e, na maioria dos doentes, está associada a penetração, estenose cicatricial e até perfuração. Quando a hemorragia pára, estes doentes têm maior probabilidade de recidiva. Durante as operações para úlceras gigantes, observa-se o maior número de complicações graves, como a falha das suturas do coto duodenal, gastroenteroanastomose (GEA), danos em elementos do ligamento hepatoduodenal e pancreatite pós-operatória. Regra geral, surgem problemas na cobertura do coto duodenal. Nos casos de DGU complicados por hemorragia, surgem dificuldades particulares na escolha da tática cirúrgica, ou seja, na determinação do momento, volume e natureza da intervenção cirúrgica. A maioria dos autores considera a ressecção gástrica como a operação de eleição para as úlceras gigantes da zona gastroduodenal, complicadas por hemorragia. As operações paliativas são uma medida necessária em doentes extremamente graves.

Assim, a informação relativa às caraterísticas da GDU é apresentada em literatura escassa e, regra geral, contraditória.

O grau de conhecimento do problema, em particular, as questões do diagnóstico radiológico e endoscópico destas úlceras não foram estudadas.

Ponomarev A.A., ao analisar 10 obras estrangeiras, deparou-se com descrições de 212 observações de GDU. Segundo ele, desde a primeira descrição do GDU, só houve um trabalho na literatura (Sukovatykh B.S.) e só mais tarde apareceram outros relatórios (Nikolaev N.O., Goer Ya.V., Mityuk I.I., Ponomarev A. A.).

É de supor que estas úlceras sejam muito mais frequentes, mas nem todos os cirurgiões relatam as suas próprias observações. Além disso, alguns deles definem estas úlceras com outra terminologia, nomeadamente designando-as por úlceras duodenais "difíceis de remover" ou "impossíveis".

Muitos autores referem úlceras duodenais "difíceis de remover" e "inamovíveis" (Bogoslovsky R.V., Budaev K.D., Roman L.I., Burtsev A.N., Zakharevich I.N., Kuznetsov V.A., Mysh V.G., Polyansky B.A.), mas nem sempre indicando o seu tamanho, caraterísticas da evolução clínica e não as identificando no grupo das úlceras gigantes. Yudin S.S., sem utilizar o termo "úlceras gigantes" (GU), escreve sobre as chamadas úlceras "irremovíveis" do duodeno, "... isto é, de tamanho gigantesco e na fase de infiltração inflamatória aguda extensa".

As caraterísticas tipológicas não estão suficientemente especificadas, embora, de acordo com Segal I., os GDU se distingam por um complexo de sintomas único, o que torna possível distingui-los num grupo separado.

Não existe praticamente nenhuma informação sobre o papel do Helicobacter pylori no desenvolvimento da GDU e a influência deste fator patológico na evolução da doença e nos resultados imediatos e a longo prazo do tratamento cirúrgico.

Uma alternativa ao tratamento da GDU é a cirurgia, uma vez que esta patologia é acompanhada por complicações de rápida progressão, frequentemente combinadas.

No entanto, as questões relacionadas com a escolha de um método de tratamento cirúrgico da GDU continuam por resolver.

As alterações morfológicas significativas na zona da úlcera, que na grande maioria dos casos penetra, põem em dúvida a possibilidade de efetuar uma vagotomia com operações de drenagem do estômago.

A este respeito, a gastrectomia parece mais razoável: quer para excluir a úlcera, quer com a remoção radical desta última, embora, ao mesmo tempo, o problema do tratamento do coto duodenal continue a ser relevante.

Os adeptos activos da vagotomia consideram que é possível realizar intervenções de drenagem do estômago, porque, na sua opinião, isso é facilitado pela localização mais comum do trato gastrointestinal na parede posterior e póstero-lateral do duodeno. Intervenções tão radicais como a ressecção gástrica com remoção do trato gastrointestinal e a imposição de um dos tipos de gastroduodenoanastomoses terminolaterais não têm tido uma utilização generalizada.

Existe muito pouca informação sobre os resultados imediatos de um ou outro método de tratamento cirúrgico da GDU, as caraterísticas da preparação pré-operatória especial, em particular, os efeitos da radiação laser de baixa intensidade (LILR). Quanto às possibilidades de utilização combinada de várias fontes de radiação laser, ninguém as aplicou na cirurgia do trato gastrointestinal.

CAPÍTULO 1. CARACTERÍSTICAS DA EVOLUÇÃO CLÍNICA E ESCOLHA DO MÉTODO DE TRATAMENTO CIRÚRGICO DAS ÚLCERAS DUODENAIS GIGANTES

Atualmente, considera-se que uma das principais causas do desenvolvimento da úlcera péptica é a infeção causada pelo microrganismo Helicobacter pylori (H. pylori). No entanto, é de salientar que aproximadamente mais de metade da população mundial está infetada com H. pylori e que, em muitas pessoas, esta infeção é assintomática; algumas das pessoas infectadas desenvolvem gastrite crónica, gastrite atrófica e cancro do estômago. O efeito da Helicobacter pylori na mucosa gástrica pode depender do estado do sistema imunitário do hospedeiro; o desenvolvimento da úlcera péptica depende da presença de factores associados.

Factores que contribuem para o desenvolvimento da úlcera péptica (factores de risco)

- Fator neuropsíquico (stress).
- Fumar (o tabagismo também prejudica a cicatrização das úlceras e aumenta a probabilidade de voltarem a desenvolver-se - recidivas; o grau de risco quando se fuma tabaco depende do número de cigarros fumados por dia).
- Hereditariedade.
- Violação do regime e da natureza da alimentação.
- Abuso de álcool.

Para a ocorrência de uma úlcera péptica, em regra, não é necessária a ação isolada de um dos factores enumerados, mas sim a sua combinação. De um ponto de vista moderno, o desenvolvimento da úlcera péptica parece ser o resultado de um desequilíbrio entre os factores de "agressão" e os factores de "proteção" da membrana mucosa do estômago e do duodeno. Os factores de agressão (ácido, discinesia gastroduodenal, Helicobacter pylori, etc.)

prevalecem sobre os factores de proteção (mucoproteínas e bicarbonatos do muco, mecanismos de regulação da produção de suco gástrico, etc.).

Fases endoscópicas da úlcera péptica

- úlcera aberta,
- úlcera cicatricial,
- fases de cicatriz vermelha, cicatriz branca.

Tamanho da úlcera

- pequenas (menos de 0,5 cm);
- média (0,5-1 cm);
- grande (1,1-3 cm);
- gigantesco (mais de 3 cm).

As úlceras duodenais gigantes (UDG) são úlceras profundas com um diâmetro superior a 2 cm. Estas úlceras foram descritas pela primeira vez por Brdiszka I. em 1931 e foram designadas "gigantes" por Knutson F (1932). Este último Nussbaum M. incluiu as úlceras com um diâmetro superior a 2 cm. A maioria dos autores é unânime nesta opinião relativamente ao tamanho do trato gastrointestinal. Shalimov A.A., as úlceras de 20-30 mm são consideradas grandes. de diâmetro, e as gigantescas mais de 30 mm. De acordo com Eisenberg R., em 69% dos casos a ampola duodenal está completamente envolvida no processo, em 31% dos casos afectando até 80% da sua superfície. Até aos anos 60, a GDU era considerada uma patologia rara. Assim, segundo Mistillis S., durante muitos anos, desde a primeira descrição da GDU, apenas 34 observações desta patologia eram conhecidas na literatura mundial. Nussbaum M. encontrou na literatura a descrição de apenas 196 casos de GDU, acrescentando-lhes 32 dos seus próprios.

Ponomarev A.A., ao analisar 10 obras estrangeiras, deparou-se com descrições de 212 observações de GDU. Segundo ele, desde a primeira descrição da GDU, houve apenas um trabalho na literatura (Sukovatykh

B.S.) e só mais tarde apareceram outros relatórios (Nikolaev N.O., Goer Ya.V., Mityuk I.I., Ponomarev A. A.).

É de supor que estas úlceras sejam muito mais frequentes, mas nem todos os cirurgiões relatam as suas próprias observações. Além disso, alguns deles definem estas úlceras com outra terminologia, nomeadamente designando-as por úlceras duodenais "difíceis de remover" ou "impossíveis".

Muitos autores referem úlceras duodenais "difíceis de remover" e "inamovíveis" (Bogoslovsky R.V., Budaev K.D., Roman L.I., Burtsev A.N., Zakharevich I.N., Kuznetsov V.A., Mysh V.G., Polyansky B.A.), mas nem sempre indicando o seu tamanho, caraterísticas da evolução clínica e não as identificando no grupo das úlceras gigantes. Yudin S.S., sem utilizar o termo "úlceras gigantes" (GU), escreve sobre as chamadas úlceras "irremovíveis" do duodeno, "... isto é, de tamanho gigantesco e na fase de infiltração inflamatória aguda extensa."

Efremov A.V., também sem utilizar este termo, constata que as úlceras gigantes do duodeno são mais frequentes do que no estômago. Muitos autores referem "úlceras duodenais complicadas", "úlceras com formação de infiltrados", "úlceras grandes", "úlceras de alto risco", "úlceras que penetram profundamente no pâncreas" e "úlceras calosas penetrantes" do duodeno.

Vakhrushev Ya.M., propôs o termo "úlceras de calcanhar duro".

Bezrodnov M.A. descreve a observação de uma úlcera crónica circular do bulbo duodenal, também sem a classificar como gigante.

Ribet M., relata a observação de um grande DU baixo com envolvimento da papila duodenal grande no processo inflamatório.

Ovchinnikov V.I. descreveu a observação de uma úlcera duodenal extra-bulbar com 1,5 a 1,5 cm, com um fundo irregular e um eixo inflamatório assimétrico com cerca de 6 cm de comprimento, designando-a como gigantesca.

Narycheva O.A. analisa a evolução das grandes úlceras do estômago e do duodeno, sem as designar como gigantes e sem indicar o seu tamanho. A autora refere que estas úlceras são caracterizadas por uma longa história, recidivas frequentes, margens escleróticas e, sobretudo, numerosas complicações.

Budaev K.D., na sua tese de doutoramento, refere que a GDU é diagnosticada, regra geral, apenas durante a cirurgia após a mobilização do estômago. O autor não encontrou nenhum trabalho sobre o diagnóstico pré-operatório de tais úlceras.

Mysh V.G. chama às úlceras "difíceis" do duodeno aquelas em que a remoção e a subsequente sutura do coto duodenal é difícil devido ao processo cicatricial-ulcerativo generalizado. Trata-se de úlceras complicadas por periprocesso cicatricial e estenose, úlceras com infiltrado inflamatório maciço, pós-bulbares e penetrantes.

Alguns estudos indicam o tamanho dos defeitos ulcerativos, mas os autores não os definem ou classificam como um grupo de defeitos ulcerativos.

Assim, se se respeitarem rigorosamente os tamanhos de UD indicados em determinados relatórios, a frequência de UD é baixa. Granford S. e Nikolaev N.O. Pensa-se que, em relação às úlceras gastrointestinais, o conceito de diâmetro da úlcera tem um significado relativo, uma vez que essas úlceras têm frequentemente uma forma irregular e deslocam-se de uma parede para outra. O tamanho correto destas úlceras, na sua opinião, deve ser medido em centímetros quadrados.

Assim, de acordo com Nikolaev N.O., Dotsenko A.K., Komorovsky Yu.T., Kharaberyush V.A., Eisenberg R., as GDU ocupam todas as paredes da ampola duodenal de 30,4% a 69% dos casos. Assim, não há necessidade de falar sobre o diâmetro destas úlceras.

Apresentamos os dados sobre a frequência e o número total de observações pessoais de GDU no Quadro 1.

Nos últimos anos, foi estabelecido o papel importante dos microrganismos microaerofílicos Helicobacter pylori (HP) no desenvolvimento de lesões na mucosa gástrica (GM) e no duodeno.

Penetrando nos espaços intercelulares, os HP, devido à presença de atividade urease, à capacidade de produzir citotoxinas e a uma série de outros factores de patogenicidade, provocam a alteração das células epiteliais e o desenvolvimento de reacções inflamatórias.

A análise da informação acumulada sobre as propriedades patogénicas da HP permitiu a C. Goodwin propor uma teoria sobre a participação da HP na patogénese das úlceras duodenais, a que chamou o conceito de "leaky roof".

Resume-se a isto. O efeito da HP no epitélio da mucosa gástrica (GM) exprime-se por danos nas microvilosidades, destruição do citoesqueleto, ligações intercelulares e diminuição da viscosidade do muco.

No contexto de uma violação da camada protetora de muco, o ácido e a pepsina do suco gástrico podem causar erosão e ulceração do epitélio. De acordo com o autor, o principal fator predisponente no desenvolvimento da úlcera duodenal (DU) é a duodenite causada pelo HP que persiste no duodeno em áreas de metaplasia do epitélio gástrico.

Ao mesmo tempo, na literatura disponível, não encontrámos informação sobre a importância da HP no desenvolvimento da DGD.

Quadro 1

Frequência e número total de observações GDU

Autores	**Número total de observações pessoais**	**Em % do número total DU**
Segal I et al.	11	10.4
Vitebsky Ya.D.	32	-
Sukovatikh B.S.	59	8.3
Nikolaev N.0.	61	8.61
Gladkikh V.G.	65	-
Komorovsky Y.T.	43	19.5
Dotsenko N.G.	104	10.3
Mityuk I.I.	56	-
Nikolaev N.O.	71	8.7
Goer Ya.V.	28	9.2
Volkov E.Yu.	20	4,9 (de todos os perfs)
Kharaberyush V.A.	-	11.9
Pleshkov V.G.	94	-
Korabelnikov A. I.	73	-
Lysenko A.O.	109	8.4
Magamedov A.3.	57	9.8
Onopriev V.I.	52	-
Bolokov M.S.	90	18
Senyutovich R.V.	97	13,7 (de todo o sangue)
Martirosov Y.K.		10.4 (com operações planeadas)
Pomelov BC		7.4
As nossas observações	139	10.5

Diagnóstico de úlceras duodenais gigantes

Diagnóstico por raios X

Como é sabido, o método de raios X e a fibrogastro-duodenoscopia desempenham atualmente um papel decisivo no diagnóstico da úlcera.

Os dados da literatura mostram que o diagnóstico das úlceras gástricas e grandes e, sobretudo, das suas complicações é efectuado através de exames radiográficos. No entanto, a semiótica dos raios X e os métodos de investigação destas úlceras ainda não foram suficientemente estudados.

As possibilidades de diagnóstico por raios X do trato gastrointestinal são muito limitadas. Assim, de acordo com Pinck R., Rosenguist S., é difícil em 50% dos doentes.

Durante um exame radiológico de 57 pacientes, apenas 5 foram corretamente diagnosticados.

Arablinsky V.M., Kim Hyun Guk relatam erros no diagnóstico do trato gastrointestinal.

A imagem radiográfica do trato gastrointestinal é extremamente variada. Uma possível imagem de deformação do bolbo duodenal na ausência do sintoma de pobreza, um estreitamento acentuado do lúmen intestinal para o ramo horizontal inferior, passagem da massa de bário através do intestino sob a forma de um fluxo fino.

É possível obter uma imagem de uma ampola normal ou ligeiramente deformada. Em alguns casos, é possível ver o nível do líquido e uma imagem da compressão do duodeno.

De acordo com Lumsted K., um sinal constante de uma úlcera são os defeitos de enchimento individuais ou múltiplos. Em 1/3 dos doentes com GDU, podem ser detectados sintomas de uma "úlcera dentro de uma úlcera". Por vezes, a imagem radiográfica do trato gastrointestinal assemelha-se a um tumor que envolve a saída do estômago.

O eixo da úlcera pode correr ao longo do duodeno ou em direção ao canto direito da ampola.

Endoscopia

As possibilidades de fibrogastroscopia na GDU são frequentemente limitadas devido às grandes dificuldades técnicas associadas à presença de deformidades cicatriciais da zona piloroduodenal.

Isto deve-se à presença de estenose, em que é simplesmente impossível examinar completamente o duodeno.

Algumas pessoas utilizam este método de investigação apenas para efeitos de diagnóstico diferencial entre grandes úlceras benignas e malignas, bem como cancro gástrico ulcerativo primário, quando a ulceração e o infiltrado inflamatório se espalham para o esfíncter pilórico.

Além disso, a avaliação endoscópica das dimensões do trato gastrointestinal nem sempre corresponde às verdadeiras dimensões encontradas durante a cirurgia.

Na maioria dos doentes com estenose do trato gastrointestinal, observa-se esofagite durante a endoscopia, que em alguns deles era erosiva e causava os sintomas correspondentes.

No entanto, de acordo com vários autores, a EGFDS permite que quase todos os doentes façam um diagnóstico correto. Na SDG, o piloro apresenta-se habitualmente com aberturas, hiperémico, edemaciado e menos móvel do que o normal. A própria ODU é frequentemente visível através do esfíncter pilórico. Quando o endoscópio passa por trás do piloro, é visível uma placa necrótica macia, cobrindo circularmente toda a superfície interna da ampola e substituindo praticamente a sua membrana mucosa. Com base nos dados da endoscopia e do exame radiológico poliposicional, o diagnóstico correto foi estabelecido em apenas 75%.

Ecotomografia

As informações sobre a eficácia deste método de investigação são extremamente limitadas.

Segundo Parulevov, a GDU aparece como uma formação cística na tomografia computorizada.

Caraterísticas tipológicas do gigante úlceras duodenais

As GDUs manifestam-se por um complexo de sintomas caraterístico denominado Segal I., "síndrome da úlcera duodenal gigante", que foi confirmado por muitos autores nos seus estudos.

Isto deve-se ao facto de a UGD, como nenhuma outra úlcera, ser muitas vezes complicada por penetração, hemorragia profusa, perfuração e estenose.

Morrow Ch., uma evolução complicada da úlcera gastrointestinal foi observada em 77% dos doentes (hemorragia maciça - 50%, estenose intestinal - 17%, perfuração - 10%).

Muitas vezes, um doente tem várias complicações.

Mistillis S., em 14 doentes observou 34 complicações graves: penetração -10, perfuração - 7, estenose da saída gástrica - 5, hemorragia - 12.

Isto deve-se ao facto de, na GDU, mais frequentemente do que nas úlceras comuns, a hipovolemia, a anemia, a exaustão progredirem muito rapidamente, as alterações no metabolismo das proteínas se manifestarem por uma deficiência de peso corporal, hipoproteinemia.

O quadro clínico, apesar da semelhança com o das úlceras "normais", na UGD tem caraterísticas próprias.

Os principais sintomas da doença são a dor, que ocorre em todos os doentes e não desaparece mesmo após a ingestão de antiácidos. Localizam-se mais frequentemente na região epigástrica e no quadrante superior direito do abdómen.

Segundo Shalimov A.A., o síndroma de dor na GDU só pode ser comparado com o da cólica renal ou da pancreatite. Depende naturalmente da extensão e profundidade da penetração da úlcera no pâncreas, do envolvimento da vesícula biliar, da superfície inferior do fígado, do peritoneu e do omento no processo.

Uma caraterística distintiva da síndrome da dor em úlceras grandes e profundas é a irradiação da dor, cuja zona é determinada em função da direção de penetração e propagação do infiltrado inflamatório que surgiu em torno destas úlceras.

Com o desenvolvimento da gravidade das alterações morfológicas na área das úlceras, em primeiro lugar, a natureza da síndrome da dor muda.

No entanto, nem todos os doentes com GDU podem sentir dor. Assim, a ausência completa de uma história de úlceras Martirosov Yu.K. observada em 18,9% dos casos. De acordo com Sukovatykh B.S. et al. (1987), em quase 25% dos doentes na génese da UGD, o fator de influência não é péptico, mas vascular: perturbação circulatória na zona piloroduodenal devido à compressão dos vasos sanguíneos pelo infiltrado inflamatório.

Outra síndrome cardinal da GDU é a tensão protetora dos músculos da parede abdominal anterior no epigástrio e no hipocôndrio direito. Tal como a natureza cingida da dor, é causada pela penetração do trato gastrointestinal na cabeça do pâncreas, embora o nível de diastase na urina e de amilase no sangue não esteja aumentado.

Complicações

A complicação mais comum da GDU é a penetração, cuja frequência varia entre 87,8% e 100%. Em mais de metade dos doentes com GDU, a penetração é combinada com estenose.

A hemorragia complica significativamente mais frequentemente o curso da GDU. Assim, de acordo com Goer Ya.V., estava na anamnese em 65% dos doentes que observaram.

De acordo com vários autores, as hemorragias são frequentes, de 18,1% a 50% dos casos.

A hemorragia causa hospitalização de emergência em 9,09% - 21,1% dos casos.

Nos doentes com DGU, a proporção de perfurações sofridas no passado é também mais elevada: 10% - 20%. De acordo com Lomov N.A., Korolkova L.N., Morrow Ch., em média, 20% dos doentes com GDU sofreram perfurações de úlceras no passado.

A perfuração do trato gastrointestinal durante a estadia dos doentes na clínica também foi observada com mais frequência do que nas úlceras de tamanho "normal"; Nikolaev N.O., Granford SA e outros acreditam que a ocorrência do próprio trato gastrointestinal deve ser considerada uma complicação grave da doença da úlcera péptica.

A GDU é caracterizada por uma elevada frequência de compatibilidade de várias complicações.

Atividade secretora do estômago

A atividade secretora do estômago durante o trato gastrointestinal está normalmente aumentada.

De acordo com Volkov E.Yu., a recaída da doença, que ocorreu em todos os 20 pacientes com trato gastrointestinal perfurado, deveu-se à elevada função de produção de ácido da mucosa gástrica, que foi estudada nas fases iniciais após a cirurgia.

No entanto, em alguns doentes, a atividade secretora gástrica (GSA) permanece normal ou reduzida. Isto indica que, na génese da UGD, o fator principal não é apenas um fator péptico, mas também um fator vascular: circulação prejudicada na zona piloroduodenal devido à compressão dos vasos sanguíneos pelo infiltrado inflamatório. Este último é confirmado pelo facto de as úlceras de maiores dimensões terem sido observadas em doentes idosos e senis.

De acordo com Goer Ya.V., as úlceras em pessoas com mais de 65 anos de idade formaram-se como resultado de isquemia causada por alterações ateroscleróticas e distúrbios tróficos na mucosa gástrica.

Morfologia do trato gastrointestinal

São poucos os trabalhos dedicados à morfologia da mucosa do estômago e do duodeno nas formas complicadas de úlceras duodenais. Recentemente, e cada vez com mais frequência, os investigadores centram-se na função protetora de barreira das células epiteliais da mucosa gástrica, porque uma violação da correlação entre os factores de agressão e proteção do suco gástrico no sentido de reforçar a primeira ligação é uma das principais causas da formação de úlceras.

Todos os tipos de tratamento cirúrgico da úlcera péptica baseiam-se principalmente na redução dos factores de agressão causados pela função formadora de secreções das células principais e parietais.

A base estrutural do líquido de arrefecimento nas úlceras duodenais comuns tem sido amplamente discutida por muitos autores. Nas GDU, as células do fluido refrigerante ainda não foram suficientemente estudadas. Nas úlceras gigantes do duodeno, os vários tipos de células que determinam tanto os factores de agressão (principal e parietal) como os factores de proteção (pitting tegumentar, cervical, mucócitos acessórios e células da glândula pilórica) não foram estudados num aspeto comparativo utilizando microscopia eletrónica.

A úlcera péptica do estômago e do duodeno, e as formas ainda mais complicadas de úlceras duodenais, são acompanhadas por alterações funcionais e morfológicas que causam perturbações na acidez do suco gástrico. A produção de ácido basal em doentes com úlceras duodenais está aumentada em 30-100% ou mais.

Nos estudos de Nazyrov F.G. foi observada uma diminuição do número de células epiteliais na mucosa gástrica em doentes com úlcera de localização duodenal.

Os trabalhos de vários autores estabeleceram que, nas formas complicadas de úlcera duodenal, há um aumento do número de células parietais com estruturas intracelulares desenvolvidas, o que indica o seu elevado funcionamento.

Nas úlceras duodenais complicadas, o estado hiper-ácido do suco gástrico é causado pelo funcionamento melhorado das células parietais e está associado a um aumento da massa das estruturas activas.

As alterações na composição celular durante a úlcera duodenal ocorrem não só quantitativamente, mas também topograficamente. Observa-se o aparecimento de células parietais junto ao epitélio da fossa tegumentar e no terço inferior das glândulas fúndicas, bem como de células indiferenciadas no terço médio.

Sarkisov D.S. et al (1983) verificaram que as úlceras duodenais ocorrem com alterações hiperplásicas, acompanhadas por um aumento do número de células parietais nas glândulas fúndicas. Assim, nas formas complicadas de úlcera duodenal, observa-se metaplasia gástrica das células do estômago na mucosa duodenal e, pelo contrário, metaplasia intestinal no antro e no terço inferior do estômago, o que indica a inclusão de outro mecanismo de reacções compensatórias-adaptativas do organismo.

É geralmente aceite que a causa específica da formação de úlceras é uma alteração na relação entre os factores agressivos e os factores protectores do suco gástrico.

Estudos morfológicos realizados com microscopia de luz e eletrónica revelaram a presença de duodenite, bem como de gastrite antral com danos e uma diminuição do volume das glândulas pilóricas em doentes com formas complicadas de úlceras duodenais.

Assim, na úlcera duodenal, observam-se alterações estruturais e funcionais por parte das células principais e parietais das glândulas fúndicas, acompanhadas de um aumento da função formadora de ácido das glândulas fúndicas e de uma relativa insuficiência de factores de proteção devido a uma diminuição do volume relativo das células formadoras de muco.

Nas úlceras duodenais gigantes, ao contrário das úlceras duodenais "normais", é provável que se verifique um aumento acentuado do volume das células principais e parietais, acompanhado de uma síndrome hipersecretora, bem como uma diminuição do volume relativo e do funcionamento das células formadoras de muco do estômago e do duodeno (glândulas de Brunner). Esta é a base das alterações patomorfológicas das úlceras duodenais gigantes.

O papel do Helicobacter pylori na úlcera da DBP.

Nos últimos anos, foi estabelecido o papel importante dos microrganismos microaerofílicos Helicobacter pylori (HP) no desenvolvimento de lesões na mucosa gástrica (GM) e no duodeno.

Os HP penetram nos espaços intercelulares devido à presença de atividade de urease, à capacidade de produzir citotoxinas e a uma série de outros factores de patogenicidade que provocam a alteração das células epiteliais e o desenvolvimento de reacções inflamatórias.

A análise dos dados sobre as propriedades patogénicas da *Helicobacter pylori* por Goodwin C. (1988) levou à proposta de uma teoria sobre o envolvimento da HP na patogénese da úlcera duodenal, a que chamou o conceito de "leaky roof". Pode ser resumida da seguinte forma: A ação da HP no epitélio da mucosa gástrica resulta em danos nas microvilosidades, na destruição do citoesqueleto, nas ligações intercelulares e na redução da viscosidade do muco.

No contexto de uma violação da camada protetora de muco, o ácido e a pepsina do suco gástrico podem causar erosão e ulceração do epitélio. De acordo com o autor, o principal fator predisponente no desenvolvimento da úlcera bulbo-pilórica duodenal (úlcera BPD) é a duodenite causada pela HP que persiste no duodeno em áreas de metaplasia do epitélio gástrico.

Ao mesmo tempo, na literatura disponível, não encontrámos informação sobre a importância da HP no desenvolvimento da DGD.

Tratamento das úlceras duodenais gigantes

Tratamento conservador

O tratamento conservador da UGD, dadas as complicações frequentes (hemorragia, perfuração, estenose, penetração) e as recidivas frequentes, é ineficaz, apesar da utilização de todo o complexo moderno de medicamentos. Os dados sobre os efeitos dos bloqueadores H^2 são extremamente contraditórios.

Segundo a maioria dos autores, o tratamento conservador da DGU deve ser efectuado como preparação destes doentes para a cirurgia. Além disso, a própria deteção da UGD, segundo a maioria dos autores, já serve como indicação direta para o tratamento cirúrgico.

Tratamento cirúrgico

As questões relativas à escolha do método de cirurgia para a DGU continuam a ser controversas.

Existem várias abordagens para resolver o problema do tratamento cirúrgico da GDU.

1. Ressecção do estômago para "desligar" as úlceras com desmucosamento.

Os seus adeptos são Shalimov A.A., Berezov Yu.E., Bolokov M.S., Lobzhanidze G.V., Magamedov A.3., Bennet J. Um método original de ressecção gástrica para desligar o trato gastrointestinal + desmucosação + TLA com a parte descendente do duodeno sugerido por N.A. Bowlin e Belyakov Yu.I.

Os proponentes deste método de operação, em combinação com a vagotomia, são Vilyavin G.D., Polyansky B.A., Kalish Yu.I., Dotsenko A.P., Rychagov G.P., Senyutovich R.V.

2. Várias modificações da sutura do coto duodenal "difícil".

A sua busca continua até hoje.

3. Ressecção do estômago em várias modificações, permitindo o isolamento de úlceras duodenais gigantes (GDU).

Só nos últimos anos, foram propostas cerca de uma dúzia delas: Vitebsky Ya.D., em 1985, propôs a ressecção gástrica com duodenojejunostomia transversal antiperistáltica (TADJS), Karimov Sh.I., em 1993, propôs a gastrectomia com anastomose terminolateral (TLA) com pinça de compressão, Z.L. Kadyrov. Foi proposta a ressecção gástrica com TLA, Vlasov A.Kh. propôs a gastroduodenoanastomose eventrada, existem várias outras propostas.

4. vagotomia com gastroenterostomia:

Considera-se que é possível realizá-la como uma operação de seleção por Morrow Ch.E., Vinz H., Senyutovich R.V. (vagotomia com operações de drenagem para intervenções planeadas e com cirurgia plástica para intervenções de emergência).

Os proponentes da vagotomia com operações de drenagem do estômago são Gladkikh V.G., Brekhov E.I., Vatyagin S.A., Oskretkov V.I., Sedov V.M., (SPV com piloroplastia), Gervaziev V.B. et al. propuseram a vagotomia proximal precordial com piloroplastia e bloqueio do tronco celíaco.

Os principais opositores da vagotomia continuam a ser Gorbashko A.I., Vakhtangshvili R.Zh. Vários autores têm dúvidas quanto à possibilidade de cicatrização de úlceras gastrointestinais e úlceras penetrantes profundas do duodeno após vagotomia com operações de drenagem. Por conseguinte, a gastrectomia ou a VPP com antrombectomia parecem mais adequadas.

5. Vagotomia com duodenoplastia radical:

Nos últimos anos, a VPS com duodenoplastia radical tem vindo a generalizar-se.

Nos casos em que a estenose é um estreitamento isolado do bulbo ou da porção adjacente do duodeno, sem envolver o piloro propriamente dito, é aconselhável realizar uma duodenoplastia (DP), ou seja, uma operação destinada a preservar o piloro diretamente na área de estreitamento do duodeno.

A duodenoplastia, efectuada de acordo com a piloroplastia de Heinike-Mikulicz, é designada por Tanner-Kennedy.

Tanner N., em simultâneo com Alexin O., e depois Kennedy T., foram os primeiros a relatar a utilização bem sucedida da duodenoplastia em combinação com a SPV no tratamento da estenose duodenal ulcerosa.

Assim, Tanner N. foi o primeiro a descrever a realização de DP com preservação do piloro em estenoses duodenais baixas.

Kennedy T. descreveu que, ao efetuar uma duodenodilatação digital de uma estenose duodenal, ocorreu uma perfuração no local da estenose. Conseguiu efetuar uma cirurgia plástica do duodeno utilizando o tipo de piloroplastia Geinike-Mikulic.

Até à data, não existe consenso sobre as indicações e o tipo de DP.

Helwing E. et al. se a úlcera estivesse localizada nas paredes anterior, superior e inferior, a DP era efectuada com excisão da úlcera. Se estivesse localizada na parede posterior, realizavam a ressecção segmentar da parte horizontal superior do duodeno. O fundo da úlcera propriamente dito, depois de isolado o segmento distal do duodeno, permanecia no pâncreas.

Onopriev V.I., Zaitsev V.G. consideram aconselhável remover sempre uma úlcera duodenal, independentemente da sua localização.

A este respeito, Onopriev V.I. utiliza duas variantes de DP "radical" (segmentar e em ponte).

A primeira é utilizada para as úlceras da parede posterior e consiste na excisão de uma secção do intestino com uma úlcera penetrante e na aplicação de uma duodenoduodenoanastomose de ponta a ponta.

A DP tipo ponte é utilizada para úlceras das paredes anterior, superior e inferior e consiste na excisão da parede duodenal apenas no local da úlcera, mantendo a "ponte" entre as partes proximal e distal do duodeno.

As operações de preservação de órgãos com remoção radical dos tecidos ulcerados são efectuadas por Zaitsev V.T., Onopriev V.I., Kozlov I.A., Pokhilina A.I.

As cinco abordagens identificadas para resolver o problema do tratamento cirúrgico da DGU não esgotam todas as soluções para esta questão.

Ao mesmo tempo, a ausência da "parede posterior" do duodeno ou o estreitamento do seu lúmen na parte inicial, a impossibilidade de dissecção longitudinal da parede anterior cria dificuldades significativas e um risco operacional pronunciado para a formação de gastroduodenoanastomose direta (GDA).

Por conseguinte, os cirurgiões propuseram várias opções para anastomoses terminolaterais: transversais e longitudinais. Os cirurgiões não utilizam frequentemente a colocação de TLA. A essência da TLA é cobrir o coto duodenal, o que é possível com tecnologia de precisão mesmo com úlceras "baixas", que é depois coberto com a parede posterior do coto gástrico.

A TLA propriamente dita é aplicada na parede anterior do duodeno de forma estritamente transversal ou oblíqua. Isto reduz o risco de suturas insuficientes do coto duodenal.

V.P. Spivak assinala as seguintes vantagens óbvias do TLA:

1. Preservação da passagem natural dos alimentos, o que permite melhorar os resultados da operação a longo prazo.

2. A criação de uma TLA em condições de tecidos menos alterados evita a falha das suturas do duodeno e do seu coto, porque uma TLA larga reduz a carga sobre o coto.

3. A possibilidade de variar o próprio TLA - transversal se o DPK for suficientemente largo, ou oblíquo se for estreito - reduz a frequência das violações da evacuação.

De acordo com A.I. Chuikova, Myshkina K.I. a violação da evacuação após TLA ocorreu em 3,3% e 6,6%, respetivamente.

4. A possibilidade de passagem ao longo do duodeno continua a ser possível mesmo com úlceras duodenais pouco profundas, bem como com a incerteza quanto ao encerramento correto do coto duodenal.

5. Mortalidade pós-operatória inferior à registada após gastrectomia, de acordo com Billroth-I e Billroth-II. De acordo com Myshkin K.I., Burtsev A.N., Schreiber H., Spivak V.P., a mortalidade situa-se entre 0,6 e 1,7%.

Assim, a utilização mais alargada da TLA permite concluir mais frequentemente as operações, preservando a passagem natural dos alimentos, e obtendo uma menor percentagem de mortalidade pós-operatória devido à falha das suturas do coto duodenal.

É de salientar que não encontrámos dados sobre a possibilidade de utilizar o TLA no tratamento cirúrgico da GDU.

Resultados imediatos e a longo prazo
tratamento cirúrgico do trato gastrointestinal

A ocorrência rara de úlceras gastrointestinais: de 8,61% a 10,3%, bem como a diferente gama de operações por eles realizadas, não permitem fazer uma avaliação objetiva dos seus resultados (tanto imediatos como a longo prazo).

Resultados imediatos

O critério mais convincente para avaliar os resultados imediatos do tratamento cirúrgico da DGU é a taxa de mortalidade pós-operatória. De acordo com a literatura, esta tende a diminuir: 41% em 1966, 18% em 1969, e nos últimos 57 doentes descritos mais tarde - 7%.

A taxa de incidência é mais elevada durante as cirurgias de hemorragia maciça de úlceras duodenais gigantes (GDU) - 57,1% (Kharaberyush V.A. et al., 1992), e mais baixa nos casos de perfuração destas úlceras - 5% (Volkov E.Yu., 1991).

De acordo com a literatura da última década, varia entre 2,8% e 10,7%.

O calcanhar de Aquiles dos métodos de ressecção para o tratamento das úlceras duodenais gigantes (UDG) é, em primeiro lugar, a insuficiência das suturas do coto duodenal, que varia entre 8,2% e 10,7% (Kharaberyush V.A. et al., 1989; Mityuk I.I. et al., 1989), o que é significativamente mais elevado do que o observado nas úlceras duodenais de tamanho normal (UD).

As complicações purulento-inflamatórias (PIC) e a necrose pancreática também complicam frequentemente o curso do período pós-operatório quando são efectuadas intervenções cirúrgicas radicais para a DGU. De acordo com V.A. Kharaberyush, mesmo quando se realizam operações paliativas para hemorragias do trato gastrointestinal (excisão de úlcera sem vagotomia - 18, sutura de uma úlcera hemorrágica - 31), o período pós-operatório é complicado: pneumonia - em 18,4% dos casos, falha de sutura - em 8,2%, supuração da ferida - em 6,1%, hemorragia - em 4,1% e embolia pulmonar - 2% dos casos. Na estrutura das causas de morte (57,1%), prevaleceram as seguintes: insuficiência cardiovascular aguda (ICV) - 50%, hemorragia recorrente - 28%, falha de sutura - 7% dos casos, hemorragia de erosões agudas - 7%, pneumonia - 4% e embolia pulmonar - 4%.

Assim, as operações para a UGD são acompanhadas de um elevado número de complicações pós-operatórias precoces e de uma mortalidade significativa, especialmente em cirurgias de emergência.

Só a utilização de um sistema claro de medidas de diagnóstico permitiu reduzir, nos últimos anos, a taxa de mortalidade da GDU de 40-67%. Martirosov Yu.K. tendo em conta a diferenciação de tácticas, foi possível elevar o desempenho das operações radicais (ressecção gástrica) para 96,8% e reduzir a mortalidade de 25,9% para 3,2%.

As melhorias nas técnicas cirúrgicas aquando da realização da ressecção gástrica permitiram a Sukovatykh B.S. reduzir a mortalidade de 38% para 13,6%. Este facto foi grandemente facilitado pela utilização de um bisturi laser.

Resultados a longo prazo

Os resultados a longo prazo do tratamento cirúrgico da DGU foram estudados por poucos autores. Além disso, quando se fala em avaliar os resultados a longo prazo, deve ter-se em conta tanto a natureza e o volume das intervenções em si, como as condições para a sua implementação (de emergência e planeadas).

Operações de emergência

Kharaberyush V.A., apresenta os resultados de operações de emergência efectuadas no auge da hemorragia da GDU em 49 doentes. A avaliação dos resultados imediatos indica a favor das operações de preservação de órgãos (a frequência de complicações pós-operatórias precoces foi 2,5 vezes menor do que após a gastrectomia). No entanto, não foram apresentados resultados a longo prazo.

Komorovsky Yu.T., fornece dados sobre operações de emergência em 43 pacientes com GDU hemorrágica. Sendo um defensor da ressecção gástrica em pacientes jovens e maduros, e da vagotomia troncular com drenagem do estômago e cirurgia plástica em idosos, não relata, no entanto, os seus resultados a longo prazo.

Volkov E.Yu. relata os resultados do tratamento de doentes com perfuração do trato gastrointestinal (ressecção gástrica - 13; vagotomia com excisão de úlceras - 2; sutura - 5). Após operações radicais, todos os doentes obtiveram resultados bons ou excelentes, de acordo com Visick. Nos 5 doentes que foram submetidos a sutura de um trato gastrointestinal perfurado, após 1-3 meses, observou-se uma recaída da doença, associada a uma atividade secretora muito elevada do estômago.

Operações planeadas

Dotsenko A.P. estudou os resultados do tratamento durante um período de 1 a 8 anos em 82 pacientes com úlcera gástrica (46 deles após operações de salvamento de órgãos com vagotomia, 36 após gastrectomia). Os resultados foram bons em 74 doentes. Foram registados resultados satisfatórios a longo prazo (desenvolvimento de síndrome de dumping moderado) em 4 doentes, após ressecção gástrica de acordo com Billroth II - em 2 e após vagotomia troncular com gastroenterostomia - em 2. A duração média do tratamento complexo foi de 56± 0,8 dias. Após a gastrectomia, foi detectada incapacidade em 1/3 dos doentes no prazo de um ano e em cada dez doentes um ano após a cirurgia.

Goer Y.V., sendo um defensor da VPS com duodenoplastia no tratamento da DGU, observou os seus bons resultados imediatos. No entanto, não fornecem dados sobre o seguimento a longo prazo.

Mysh V.G. Acredita-se que tanto os resultados a curto como a longo prazo da VPS na DGU são superiores às complicações a longo prazo observadas após a gastrectomia, sem especificar a natureza e as causas destas últimas.

Budaev K.D., tendo estudado os resultados a longo prazo da ressecção gástrica por exclusão em 48 doentes com DGU, considerou-os excelentes em 40%, satisfatórios em 50% e maus em 10%. Estes últimos incluem doentes com úlceras pépticas.

Lobzhanidze G.V. obteve bons resultados após gastrectomia a longo prazo em 90,8%.

Lysenko A.O. (1995), considerando a ressecção gástrica para úlceras duodenais gigantes (GDU) como uma cirurgia de risco, encontrou uma taxa de recorrência de 10,4% nos resultados a longo prazo da vagotomia proximal selectiva (SPV).

Assim, a GDU é um grupo especial de DU, em que, juntamente com o fator ácido-péptico, os distúrbios tróficos dos tecidos são de grande importância. A doença manifesta-se com sintomas rapidamente progressivos, dor intensa e é muitas vezes complicada por estenose e, regra geral (na maioria dos casos), penetração.

O papel do HP na etiologia e patogénese da DGU não foi suficientemente estudado.

As caraterísticas tipológicas destas úlceras não foram estudadas e as capacidades de diagnóstico dos métodos de investigação radiológicos e endoscópicos não foram especificadas.

A questão da escolha de um método para o tratamento cirúrgico destas úlceras e as questões da preparação pré-operatória ainda não foram resolvidas.

Os resultados imediatos de intervenções cirúrgicas tão radicais como a ressecção gástrica não foram estudados, nem foram identificadas formas de reduzir as complicações pós-operatórias precoces, entre as quais predominam as falhas de sutura e as complicações purulento-inflamatórias.

Tudo isto serviu de base para a realização deste estudo, cuja finalidade e objectivos foram por nós formulados acima.

CAPÍTULO 2. ALGUMAS CARACTERÍSTICAS TIPOLÓGICAS DAS ÚLCERAS DUODENAIS GIGANTES

Uma avaliação comparativa baseada nos resultados de um exame exaustivo de pacientes com úlceras duodenais gigantes (257 pessoas) e "normais" (712 pessoas) permitiu-nos identificar um certo número de diferenças significativas.

Como se pode ver na Tabela 2, a idade média das pessoas com UGD era mais elevada (46,9 ± 1,2 anos) do que a das úlceras "normais" (34,8 ± 1,3 anos). No entanto, o rácio de doentes do sexo masculino e feminino não diferiu significativamente.

Devido à idade avançada, naturalmente, a proporção de doenças concomitantes foi maior, cuja presença teve de ser tida em conta na preparação pré-operatória, na anestesia e na operação propriamente dita (Tabela 3).

Mais frequentemente do que as infecções "normais" do trato gastrointestinal, estas foram complicadas por uma história de perfuração (13,7%) e de hemorragia (12,9%). Muito mais frequentemente, esta última complicação foi a causa direta da hospitalização de urgência destes doentes (12,9%). É de salientar que outros 3,6% dos doentes tiveram hemorragias durante o internamento.

A verificação dos achados cirúrgicos permitiu também identificar um conjunto de caraterísticas distintivas das úlceras gastrointestinais em relação às úlceras "comuns". Em todos os doentes operados eletivamente com UGD, a sua penetração ocorreu: na cabeça do pâncreas (42,4%); no ligamento hepatoduodenal (25,2%); na vesícula biliar (2,9%); no mesentério do cólon (1,4%). Nos restantes 28,1% dos indivíduos, ou seja, em quase todos os terços dos casos, penetrou em dois ou mais órgãos.

Na maioria dos casos, a penetração do ducto gástrico foi combinada com estenose (77,7%) da saída gástrica de vários graus. A prevalência de estenoses subcompensadas (26,6%) e descompensadas (25,9%) é uma evidência clara de uma evolução mais agressiva da doença.

Quadro 2

Algumas caraterísticas das úlceras duodenais gigantes e "normais

Algumas caraterísticas	Úlceras duodenais gigantes (139)	Úlceras comuns (103)
Rácio entre homens e mulheres	83% -17%	85% -15%
Idade média	46,9 ±1,2 anos	34,8 ±1,3 anos
Duração média do historial de úlceras	10,3 ± 0,82 anos	5,6 ±0,8 anos
Historial de complicações:		
perfuração	13.7%	9.7%
sangramento	12.9%	8.7%
hemorragia na admissão	12.9%	6.7%
Penetração (total):	100%	51.1%
incluindo em:		
- pâncreas (PG)	42.4%	17.2%
-ligamento hepatoduodenal (LDP)	25.2%	25.2%
-vesícula biliar (GB)	2.9%	4.8%
- mesacólon	1.4%	-
- pg + pdl	18.7%	3.9%
- pdl gb +	3.6%	
- pdl + pg gb +	3.6%	
- pg gb +	2.2%	-
Estenose (total):	77.7%	67.9%
- compensado	25.2%	36.9%
- subcompensado	26.6%	19.4%
- descompensado	25.9%	11.6%
"Úlceras "baixas	18.7%	11.6%
Duodenostase	21.6%	10.8%
Secreções de tipo pan-hiperclorídrico	51.76%	21.4%

Quadro 3

O número e a natureza das doenças concomitantes nos 2 grupos comparados

Doenças de acompanhamento	**GDU**	**DU normal**
Diabetes	0.72%	0.42%
Nefrolitíase	1.44%	-
CAD	2.88%	-
Asma brônquica	1.44%	0.14
Doença hipertónica	8.63%	3.51%
Obesidade	-	0.56%
Total	15.11%	4.63%

Em 81,3% dos casos, as UGDs localizavam-se no bulbo duodenal (na parede inferior - 1,4%; anterior - 7,9%; superior - 2,2%; posterior - 41,7%). Em 28,1% dos casos, a úlcera ocupava todas as paredes do bulbo (Tabela 4).

Quadro 4

Localização de úlceras gigantes e "normais" em %

Localização das úlceras	**Úlceras gigantes**	**"úlceras "normais**
No bulbo do duodeno (total)	**81.3**	**94.2**
incluindo - parede inferior	1.4	12.1
- parede frontal	7.9	51.6
- parede traseira	41.7	4.8
- parede superior	2.2	25.7
- todas as paredes	28.1	-
Exteriormente bulboso	**18.7**	**5.8**

Em 21,6% das pessoas com GDU, o exame de raios X revelou duodenostase concomitante de vários graus.

Uma caraterística distintiva da GDU é também a combinação de várias complicações graves no mesmo doente (penetração, estenose, perfuração e hemorragia na história), hemorragia na admissão (Quadro 5), que são a causa direta de intervenções cirúrgicas planeadas.

Quadro 5

Análise comparativa das complicações combinadas

Número de complicações (e suas combinações)	**GDU**	**ODU**
Um	12.9	44.7
Dois	59.0	48.5
Três	25.9	6.8
Mais de três	2.2	-
Total combinado:	87.1	55.3

Como se pode verificar pelos dados apresentados nesta tabela, na UDG o número de 2 ou mais complicações ocorreu em 87,1%, e na UD "normal" em 55,3%.

O quadro 6 mostra uma série de outros indicadores, que também diferem significativamente em ambos os grupos comparados.

Quadro 6

Deficiência de peso corporal nos dois grupos comparados (em%)

Indicadores	**GDU**	**úlcera "normal"**
Baixo peso		
até 10 kg	41.6	37.2
até 10-15 kg	33.7	33.1
Mais de 15 kg	18	6.3
Sem perda de peso	6.7	23.4

Caraterísticas de diagnóstico

Diagnóstico por raios X

Como se pode verificar pelos dados da literatura que apresentámos, o diagnóstico radiológico da GDU é extremamente complexo.

Realizámos uma análise retrospetiva da possibilidade de exame radiográfico em 139 doentes com UGD, cuja dimensão foi determinada apenas durante a cirurgia (todas as úlceras se revelaram "activas" e penetrantes). A sua localização foi a seguinte: parede posterior 41,7%, parede anterior 7,9%, parede superior 2,2% e inferior 1,4%. Em 28,1% dos casos, ocupavam todas as partes da ampola duodenal e em 18,7% eram de localização "baixa".

A nossa análise retrospetiva mostrou que em 60 (43,2%) doentes com úlceras gástricas claramente identificadas durante a cirurgia radical (ressecção do estômago com remoção da úlcera), o exame de raios-X revelou a presença de uma "cratera" ulcerosa, e as úlceras gástricas foram identificadas apenas em 12 (8,63%) doentes.

Em 76,3% dos casos, foi detectada uma deformação cicatricial e ulcerativa da saída gástrica, em 51,1% - ectasia gástrica grave, e em 1,4% dos casos suspeitou-se de um tumor da saída gástrica com transição para o duodeno.

No entanto, o exame radiográfico permitiu determinar o grau de estenose, que ocorreu em 77,7% dos casos (compensada 25,2%, subcompensada 26,6% e descompensada 25,9%).

Analisando os nossos próprios erros de diagnóstico e dispondo de dados da literatura especializada, observámos algumas caraterísticas da semiótica da radiografia do trato gastrointestinal.

Durante o exame de raios X, a deteção da GDU é difícil em mais de 50% dos casos.

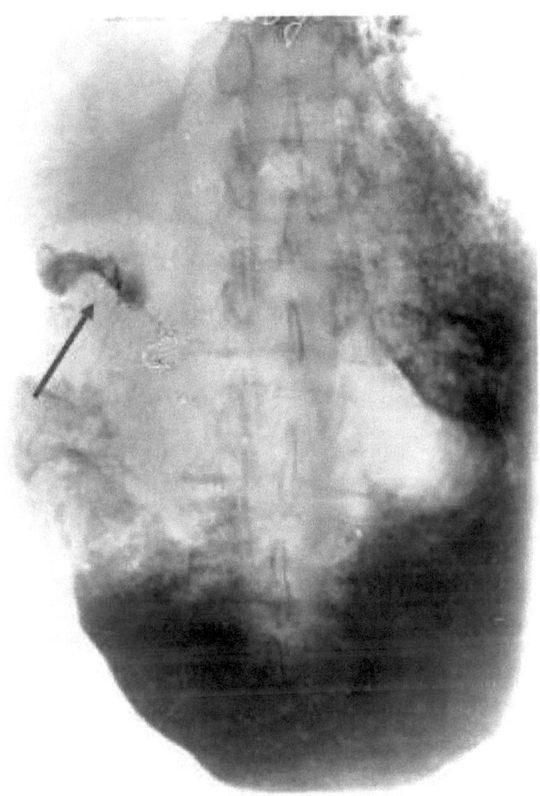

Arroz. 1. radiografia à vista do antro do estômago e do duodeno. O bolbo está cicatricialmente deformado, ao longo do contorno superomedial é determinada uma saliência semelhante a um divertículo com um fundo plano - um nicho ulcerativo gigante com sinais de penetração. Ao longo do contorno lateral, a retração persistente é um sintoma do "dedo em riste".

O processo ulcerativo no bolbo é normalmente acompanhado pela sua deformação, pela presença de estreitamentos cicatriciais e saliências da sua parede, pelo alisamento ou encurtamento da curvatura menor e maior. Apenas o exame poliposicional dos doentes nas posições vertical e horizontal melhora significativamente a identificação dos principais sintomas radiológicos - nicho e deformidade cicatricial-ulcerosa. O espasmo pilórico, as aderências e os processos cicatriciais na zona piloroduodenal dificultam a visualização até da GDU.

Se a HDJ ocupar toda a ampola do duodeno, observa-se uma imagem de uma ampola normal ou ligeiramente deformada e, por vezes, um pseudodivertículo (Fig. 1).

Uma vez que as UGDs estão normalmente localizadas na parede posterior da ampola, são mais fáceis de ver na posição horizontal, póstero-anterior (prona) do doente. Neste caso, uma úlcera é definida como uma acumulação de ar persistente e imutável. Na posição vertical do doente, é possível ver o nível horizontal do líquido.

Uma úlcera com limites claros tem uma forma e tamanho constantes, não apresenta dobras da mucosa e não pode contrair-se devido à rigidez dos bordos cicatrizados; a massa de contraste permanece na úlcera após o esvaziamento do estômago e do duodeno durante várias horas.

Por vezes, a GDU tem o aspeto de uma faixa que rodeia a ampola. O eixo longo de uma úlcera de forma oval é normalmente definido ao longo do duodeno ou na direção do canto direito da ampola.

A maioria das úlceras gigantes são penetrantes. O desenvolvimento acentuado de tecido de granulação e fibroso à volta das úlceras e o espessamento irregular das pregas mucosas adjacentes podem simular um processo tumoral. O sinal mais consistente da UGD são os defeitos de enchimento individuais ou múltiplos no fundo da úlcera ("nodularidade" do fundo da úlcera), que são frequentemente interpretados como pólipos, carcinoma ou linfossarcoma.

Estes defeitos de enchimento representam superfícies pancreáticas necróticas, tecido de granulação ou coágulos sanguíneos. Em cerca de 1/3 dos doentes, pode ser detectado um sintoma de "úlcera dentro de uma úlcera" - uma pequena área de ulceração secundária mais profunda no fundo do trato gastrointestinal.

Frequentemente, existe uma crista inflamatória em torno do trato gastrointestinal, como acontece com uma úlcera do estômago, que pode ocasionalmente atingir grandes dimensões, assemelhando-se a um tumor. Por vezes, envolve a secção de saída do estômago, provocando uma reestruturação profunda, deslocação e deformação acentuada das paredes.

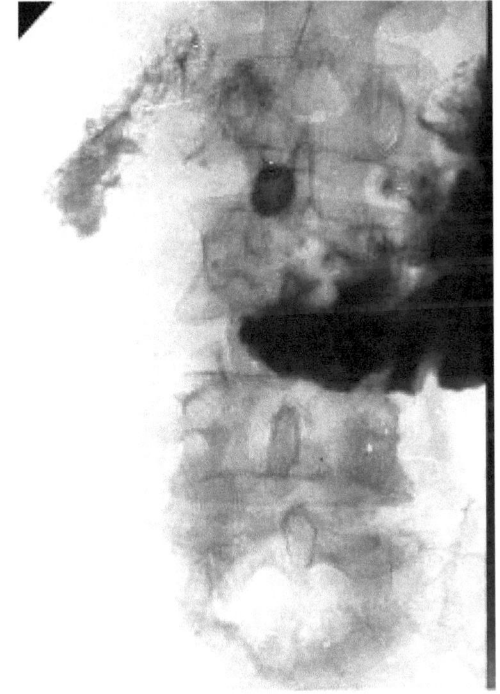

Arroz. 2. radiografia à vista da saída do estômago e do duodeno. No antro há um relevo rugoso e convoluto de pregas mucosas. Na zona piloroduodenal, detecta-se uma mancha de contraste grande e persistente com convergência de pregas; a evacuação do estômago é mais lenta.

Distalmente à úlcera, o inchaço inflamatório da membrana mucosa ou o espasmo que o acompanha podem espalhar-se por um grande segmento do duodeno. Se a raiz do mesentério estiver envolvida no infiltrado que rodeia o duodeno, ocorre a compressão de parte do duodeno.

Na maioria das vezes, as úlceras da zona piloroduodenal são combinadas com perigastrite e periduodenite. O processo adesivo cicatricial leva ao encurtamento e à deslocação do lado direito do duodeno.

O exame radiográfico revelou um nicho de úlcera em 60 (43,2%) doentes, e apenas em 12 (8,63%) doentes a úlcera era grande e foi avaliada como gigantesca. Em 2 (1,4%) casos, o grande nicho ulceroso apresentava um fundo irregular e plano, uma haste rugosa e acidentada à volta da cratera da úlcera (Fig. 2).

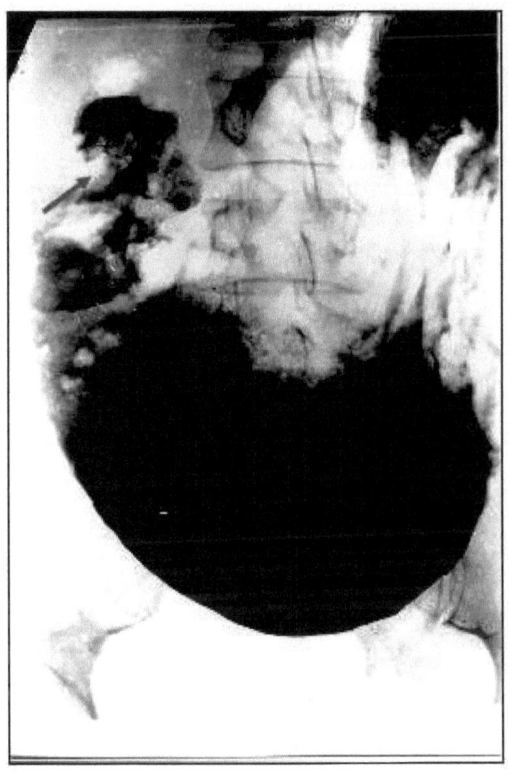

Arroz. 3. radiografia simples do estômago e duodeno. O estômago desce para a pélvis, estenose descompensada. A evacuação do estômago é mais lenta, o bolbo apresenta cicatrizes e uma forma deformada, aproximando-se de um trifólio, ao longo da parede medial mais próxima da saída identifica-se uma grande mancha contrastante, rodeada por um eixo inflamatório com convergência de pregas na sua direção.

Este quadro foi interpretado como um processo tumoral. Nos restantes 56,8% dos doentes, não foi identificado um sinal direto sob a forma de um nicho de úlcera. Foram encontrados sinais indirectos de úlcera sob a forma de deformação cicatricial, estreitamento do lúmen e hipermobilidade do duodeno. As alterações do bolbo assumiram formas variadas: trifólio; ampulheta, com formação de retracções e saliências ao longo da curvatura menor e maior. Frequentemente, há um quadro de estreitamento significativo e alargado de toda a parte horizontal superior do duodeno (Fig. 3).

Em 21,6% dos doentes, foram determinados sinais de duodenostase, desde ligeiros (sob a forma de movimentos pendulares da massa de contraste ao longo da ansa) a graves (sob a forma de hipotensão natural e trânsito mais lento através da junção duodenojejunal).

Assim, apenas um exame radiológico orientado e escrupuloso revelará a presença de GDU, que deve ser lembrada, especialmente em pacientes com sintomas pronunciados de úlcera duodenal, com uma história de complicações frequentes.

Endoscopia

A capacidade de diagnóstico do exame endoscópico revelou-se baixa. Assim, o diagnóstico correto e o tamanho do trato gastrointestinal foram determinados em 23,7% de todos os 139 doentes examinados. A deformação cicatricial e ulcerativa do estômago foi detectada em 58,3% dos casos, a esofagite péptica erosiva em 38,1% e a insuficiência da cárdia fisiológica em 25,2% dos doentes.

A baixa capacidade diagnóstica dos métodos de investigação radiológica (8,63%) e endoscópica (23,7%) para a identificação de úlceras gástricas está associada à prevalência de estenose, deformidade cicatricial-ulcerosa neste grupo de pessoas e à pouca sensibilização dos especialistas para a presença destas úlceras duodenais.

Função secretora do estômago

A função secretora do estômago (GSF) foi estudada em 712 doentes com "normal" e em 139 com GDU, e os seus resultados são apresentados nas tabelas 7,8,9.

Como controlo, foram estudadas 52 pessoas saudáveis, cuja idade média era de 38,2± 1,4 anos.

Foi estabelecido que, nos doentes com DU "normal", o GSF está aumentado em comparação com pessoas praticamente saudáveis. As diferenças em relação aos principais indicadores em todas as fases do estudo são significativas. Ocorre um aumento do volume do suco gástrico devido a um aumento significativo do componente ácido da secreção.

Como se pode ver nas tabelas apresentadas, os valores médios de GSF nos doentes com GDU são significativamente mais elevados do que nos doentes com úlceras duodenais "normais".

Quadro 7

Principais indicadores da função secretora gástrica

Grupos de sujeitos	Secreção basal	
	Volume do sumo (em ml)	**CBO (em mmol/hora)**
Rostos saudáveis	65.4±7.5	1.53±0.18
" Úlceras " comuns	122.2±15.9*	5.77±0.74*
GDU	168.2±12.2**	9.54±0.4**
Grupos de sujeitos	**Estimulada pela histamina.**	
	volume do sumo (em ml)	**CIM (em mmol/hora)**
Rostos saudáveis	12.45±11.3	7.5±0.77
" Úlceras " comuns	164.4±10.7*	13.4±1.15*
GDU	220.2±18.1**	26.4± 1.4**
Grupos de sujeitos	**Estimulado pela insulina.**	
	Volume do sumo (em ml)	**CIM (em mmol/hora)**
Rostos saudáveis	152.2±16.1	9.42±1.12
" Úlceras " comuns	157.1±13.9*	13.75±1.9*
GDU	217.7±16.9**	25.4±0.9**

Nota: * - significância da diferença em relação à norma

** - significância da diferença em comparação com uma úlcera "normal

Este padrão pode ser observado em todas as fases do estudo da secreção gástrica e diz respeito não só à produção de ácido, mas também à componente ácida da secreção e à atividade proteolítica do suco gástrico (quadro 8.9).

Assim, a intensidade da GSF em doentes com GDU é mais elevada do que nos doentes com ODU.

É de salientar que não se verificaram diferenças significativas na natureza da SFG em função do tipo de complicações, tanto nas úlceras duodenais "normais" como nas úlceras duodenais gigantes, ou seja, não dependeram da presença de estenose e da sua gravidade.

Quadro 8

Principais indicadores de secreção parcial de suco gástrico

Grupos de sujeitos	Secreção basal		
	Componente ácido	**Componente alcalino**	**R/R**
Pessoas saudáveis	25.±3.1	40.1+4.6	0.63±0.06
" Úlceras " comuns	61.6±7.4*	54.616.4*	1.06±0.32*
GDU	95.9±9.8**	63.7±7.1**	1.4±0.4**
Grupos de sujeitos	**Estimulada pela histamina**		
	Componente ácido	**Componente alcalino**	**R/R**
Pessoas saudáveis	98.7±3.2	53.5±4.8	1.84±0.13
" Úlceras " comuns	112.1±5.6*	45.0±7.2 *	3.7±0.3*
GDU	168.3±14.3**	49.4±5.6**	3.2±0.6
Grupos de sujeitos	**Estimulado pela insulina**		
	Componente ácido	**Componente alcalino**	**R/R**
Pessoas saudáveis	78.8±7.6	45.7±4.4	1.72±0.11
" Úlceras " comuns	117.3±4.2*	47.2±4.2*	2.99±0.36*
GDU	169.2±16.9**	61.1±6.1**	3.5±0.5**

Nota:

Como é sabido, a presença de uma síndrome hipersecretora dita a conveniência de efetuar uma grande gastrectomia (3/4) ou uma antrombectomia em combinação com uma vagotomia. A utilização da SPV está associada a uma elevada percentagem de recidivas da doença (úlceras não cicatrizadas, recorrentes e pépticas).

Neste sentido, realizámos um estudo comparativo do número de hipersecretores em dois grupos de doentes - com úlceras de tamanho "ordinário" e com úlceras gigantes. Verificou-se que o seu número era de 21,4% e 51,76%, respetivamente.

Quadro 9

Principais indicadores da fase produtora de pepsina do estômago (em ml%)

GRUPOS Temas	Produção basal	
	Quantidade de pepsina	BPP
Pessoas saudáveis	34.4±4.7	24.2±3.5
"Úlceras "normais	47.3±3.3	57.6±5.3
GDU	59.6±3.4	95.5±3.9
GRUPOS DE SUJEITOS	**Estimulado pela insulina**	
	Quantidade de pepsina	**MPP (ins.)**
Pessoas saudáveis	78.5±9.1	97.8±10.5
" Úlceras " comuns	65.6±8.7	107.8±16.9
GDU	75.5±5.3	174.1±6.7
GRUPOS DE SUJEITOS	**Estimulada pela histamina**	
	Quantidade de pepsina	**MPP (gist.)**
Pessoas saudáveis	60.4±7.3	98.5±4.4
" Úlceras " comuns	60.2±6.4	94.9±7.2
GDU	56.2±4.2	113.4±6.7

pHmetria intragástrica

A principal caraterística revelada pela pHmetria intragástrica é a formação contínua de ácido de intensidade crescente com uma reação não convencional em resposta à estimulação máxima da secreção pela histamina. É caraterística de todos os DU, tanto das úlceras duodenais "normais" como das úlceras duodenais gigantes (Tabela 10).

Quadro 10

Indicadores de pHmetria intragástrica em doentes com úlceras duodenais

Leitura do pH no antro do estômago					
Indicadores	**"normal" úlceras**	**Úlceras duodenais gigantes**			
		Penetrante	**Estenose compensada**	**Estenose subcompensatória**	**Estenose descompensada.**
Quarta.	2.02±0.	2.03±0.	2.31±0.2	2.02±0.23	1.64+0.12
R	5.76±0.	5.71±0.	5.54±0.3	5.69±0.40	4.40±0.41
FAT-1	25.8±2.	31.7±2.	35.0±1.2	31.7±1.70	30.9±3.4
Mg	1.25±0.	1.58±0.	1.99±0.3	1.62±0.11	1.40±0.11
Quarta	1.70±0.	2.18±0.	2.18±0.3	2.20±0.22	2.01±0.23
R-g	4.20±0.	5.56±0.	3.81±0.8	4.03±0.53	2.72±0.38
Leituras do pH no corpo do estômago					
FAT-2	16.3±1.	19.1±4.	16.7±4.1	14.0±0.53	16.2±1.65
SR.	1.41±0.	1.59±0.	1.67±0.1	1.63±0.1	1.51±6.06
R	4.56±0.	5.30±0.	5.95±0.2	5.44±0.28	5.01±0.41
FAT-1	20.3±2.	28.9±2.	21.7±2.8	26.6±2.9	23.6±2.3
Mg	1.12±0.	1.45±0.	1.45±0.1	1.34±0.11	1.19±0.40
Quarta	1.28±0.	1.64±0.	1.52±0.1	1.59±0.11	1.42±0.17
R-G	4.56±0.	4.96±0.	4.63±0.8	3.87±0.78	4.01±0.42
ShchV-2	14.7±1.	18.3±1.	17.5±5.7	16.4±1.9	17.6±1.6
Rácio entre o pH do antro e o pH do corpo					
A/K	1.48±0.	1.17±0.	1.50±0.2	1.25±0.11	1.15±0.05
A/Kg	1.38±0.	1.32±0.	1.76±0.3	1.40±0.17	1.48±0.17

Legenda: SR. - valor médio do pH; FAT-1 - primeiro tempo alcalino; Mg - valor mínimo do pH após estimulação com histamina; A/K é a relação entre o pH do antro e o pH do corpo do estômago; A/Kg - o mesmo após estimulação com histamina.

Verificou-se também que nos doentes com DU, independentemente do seu tamanho, predomina um estado descompensado da função neutralizadora de ácido do antro (AEF) com o estômago vazio.

Nas úlceras "normais", a formação de ácido compensada com o estômago vazio foi observada em 6,6% dos doentes, subcompensada em 6% e descompensada em 86,4%.

Na GDU, a descompensação foi detectada em 91% dos indivíduos, e os estados sub e compensados foram encontrados em apenas 4% e 5% dos doentes, respetivamente...

A estimulação da secreção pela histamina leva a uma supressão ainda maior da função enzimática ácida da parte antral do estômago (AEF). É de notar que, à medida que o grau de estenose aumenta, a função ácido-enzimática da parte antral do estômago aumenta. Se, na fase compensada da estenose, a descompensação da AEF ocorreu em 80% dos indivíduos, nas fases subcompensada e descompensada, ocorreu em 96% e 100% dos casos, respetivamente.

Função de evacuação motora do estômago

A função de evacuação motora do estômago (MEFS) foi estudada em 86 doentes com úlceras duodenais penetrantes e 50 com úlceras duodenais gigantes estenosantes, utilizando o método desenvolvido de electrogastrografia contínua (CEGG) e radiogastrografia (CRGG).

As alterações que identificámos na atividade electromotora da parede muscular do estômago (quadro 11) resumem-se essencialmente ao seguinte:

1. A motilidade gástrica com o estômago vazio em doentes com úlceras penetrantes ("normais" e "gigantes") não difere da de indivíduos saudáveis.

2. Na presença de estenose e independentemente do seu grau (detectado por radiografia), observa-se um aumento significativo da

atividade electromotora e do tónus da parede muscular do estômago.

3. A ingestão de um pequeno-almoço padrão leva a um aumento da motilidade e do tónus gástrico em todos os doentes com úlceras duodenais, sendo mais pronunciado e dependendo do grau de estenose.

4. Durante os primeiros 20 minutos após a refeição, verifica-se um novo aumento da atividade electromotora e do tónus da parede muscular. Quanto mais acentuado for o grau de estenose, maior é o aumento.

5. Durante a primeira hora após a ingestão de alimentos, a restauração destes indicadores ocorre apenas em indivíduos saudáveis, enquanto que em doentes com úlceras duodenais não ocorre.

Ao analisarmos os electrogastrogramas obtidos em doentes com estenose pilórica descompensada, chamámos a atenção para a extrema heterogeneidade dos dados obtidos. Este facto levou-nos a dividi-los em dois grupos.

O primeiro grupo era constituído por indivíduos com atividade electromotora e tónus gástrico preservados ou mesmo muito aumentados. Os valores médios de indicadores como os potenciais totais e médios por minuto (P mm e P av.) indicavam a presença de hipertrofia da parede muscular.

O segundo grupo incluiu os indivíduos com estenose pilórica descompensada, nos quais a atividade electromotora e o tónus gástrico estavam significativamente deprimidos.

Como demonstraram outros estudos específicos de doentes com estenose pilórica descompensada (foram examinadas 154 pessoas no total), o número de pessoas no primeiro e no segundo grupo é aproximadamente o mesmo: 54% e 46%.

Assim, apesar do mesmo grau de estenose, detectado tanto radiologicamente como por cintigrafia gama, o estado da motilidade da parede gástrica nestes doentes é diferente. Este facto levou-nos a supor a presença de duas fases no desenvolvimento da descompensação da função motora do estômago com estenoses de terceiro grau.

A primeira, caracterizada por um aumento da atividade electromotora, do tónus e da contratilidade da parede muscular do estômago, designamos por fase de descompensação funcional.

A segunda, na presença de uma depressão acentuada da função motora, é uma fase de descompensação orgânica.

Sem pretender determinar com precisão as fases acima referidas, queremos sublinhar que, nos doentes com estenose descompensada da zona piloroduodenal, é possível preservar a atividade electromotora da parede muscular do estômago. E, pelo contrário, noutra parte dos doentes, a estenose descompensada ocorre num contexto de atrofia profunda da parede muscular do estômago, ou seja, alterações essencialmente irreversíveis.

Quadro 11

Principais indicadores da endogastrografia externa e da endogastrografia por raios X em doentes com úlceras duodenais gigantes

Fases Investigac	Penetração		Estenose em		Estenose de fase II	
	R min.	R avg.	R	R avg.	R min.	R avg.
Com o	0.34±0.	0.12±0.0	0.62±0.0	0.24±0.0	0.55±0.05	0.21±0.0
Receção do	0.66±0.	0.28±0.0	0.83±0.0	0.31±0.0	0.90±0.	0.33±0.0
0-20	0.58±0.	0.22±0.0	0.88±0.0	0.32±0.0	1.12±0.	0.39±0.0
21-40	0.49±0.	0.18±0.0	0.18±0.0	0.28±0.0	1.11±0.	0.39±0.0
41-60	0.52±0.	0.16±0.0	0.18±0.0	0.28±0.0	1.11±0.	0.39±0.0
T 1/2 in min.	18.1±1.0		30.6±2.1		41.8±3.6	
Atividade	10.8±2.6%		30.7±1.8%		33.8±6.0%	
Evacuação nos primeiros 0-	59.5±2.9%		29.1±1.6%		25.3±2.5%	
21-40	17.4±2.4%		25.2±3.1%		19.4±2.9%	
41-60	12.2±1.2%		15.0±3.0%		16.6±2.3%	
Trânsito pelo intestino delgado	150±4 min		120±4 min		126±4 min	

Fases Investigação	III Art. Fase A		III Art. Fase B	
	R	R avg.	R min.	R avg.
Com o estômago vazio	0.63±0.0	0.24±0.1	0.24±0.02	0.13±0.0
Receção do pequeno-almoço	0.99±0.1	0.46±0.0	0.51±0.06	0.19+0.0
0-20 minutos	1.45±0.0	0.52±0.1	0.05±0.06	1.19±0.0
21-40 minutos	1.41±0.1	0.49±0.0	0.54±0.05	0.19±0.0
41-60 minutos	1.41±0.1	0.49±0.0	0.54±0.05	0.19±0.0
T 1/2 por minuto	170.0±3.8		180.0±4.5	
Ost. Atividade em %	85.5±2.3%		87.2±3.4%	
Evacuação nos primeiros 0-20	3.3±2.5%		3.1±1.2%	
21-40 minutos	6.6±3.3%		4.5±2.1%	

41-60 minutos	4.8±2.5%	5.2±2.2%
Trânsito no intestino delgado, medido em minutos.	140±4 min	140±6 min

Se, durante a ressecção gástrica de rotina, isto não é de particular importância fundamental, então, ao escolher opções para vagotomia e, especialmente, operações combinadas com ela, o estado da motilidade gástrica em tais pacientes está longe de ser o menos importante.

A radiogastrografia contínua também permitiu estabelecer algumas caraterísticas da função de evacuação do estômago em pacientes com várias formas de úlcera duodenal complicada.

Foi estabelecido (Tabela 11) que nas úlceras penetrantes "normais" e gigantes do duodeno, a evacuação do estômago é acelerada. Ao mesmo tempo, a intensidade do processo de evacuação corresponde à atividade electromotora do estômago. À medida que a estenose da zona piloroduodenal se desenvolve, a intensidade do processo de evacuação do estômago é fortemente suprimida.

Assim, a capacidade motora e de evacuação do estômago nas úlceras "regulares" e nas úlceras gigantes é semelhante e depende apenas do grau do processo cicatricial-ulceroso na zona da úlcera, ou seja, da estenose.

Teor de gastrina no soro sanguíneo em doentes com úlceras duodenais

O nível de gastrina basal no soro sanguíneo em doentes com úlcera duodenal (dados resumidos) foi de 58,3±3,4 pg/m, ou seja, não difere significativamente do nível em indivíduos saudáveis e em doentes com úlceras gástricas.

No entanto, como se pode ver na Tabela 12, o conteúdo de gastrina basal varia bastante: de 39,4±4,25 pg/m com úlceras duodenais "normais" a

66,3±6,97 pg/m com estenose pilórica descompensada com base na GDU.

A estimulação da secreção gástrica pela histamina não conduz a um aumento da gastrina no soro sanguíneo. E, pelo contrário, a hipoglicemia insulínica leva a um aumento da gastrina sérica em todos os doentes com úlceras duodenais, independentemente do seu tamanho e do tipo de complicações.

Assim, nas úlceras duodenais gigantes, em contraste com as úlceras de tamanho normal, há um nível mais elevado de gastrina, tanto no período basal como no período estimulado de secreção.

Quadro 12

Teor de gastrina no soro sanguíneo quando a secreção gástrica é estimulada por insulina e histamina em pg/ml

Grupos Temas	Total	Teor de gastrina no soro sanguíneo, medido em pg/ml.		
		Basal	Estimulado	
			insulina	Histamina
Úlcera duodenal (total)	100	58.30±3.40	79.80 ±7.80	58.90 ±3.80
"Comum"	19	39.40±4.25	51.22 ±3.05	42.90±4.78
Úlceras gigantes com	25	54.44±2.33	70.72±3.42	60.20±4.84
Úlceras gigantes com Estenose (total)	56	63.25 ±4.37	88.40±19.92	63.77±4.60
Estenose de 1° grau.	12	61.20 ± 6.99	79.56±230	62.40±2.84
Estenose de 2 graus.	12	62.50 ±2.00	82.25±2.40	65.20 ±4.90
Estenose de grau 3	32	66.30 ±6.97	95.40±2.40	63.50±1.77

Nota: marcado com uma linha - significância das diferenças em relação ao nível inicial de gastrina basal.

Como é sabido, o mais poderoso estimulador fisiológico da secreção gástrica é a gastrina. No entanto, qual é o seu papel na predominância de uma ou outra fase da secreção gástrica (ou de ambas).

Esta questão não foi objeto de qualquer atenção na literatura especializada.

A este respeito, realizámos um estudo especial destinado a estudar:

1. A frequência da prevalência da 1ª e 2ª fases de secreção (ou ambas) em doentes com úlceras duodenais.

2. A natureza das curvas gastrinémicas e dos níveis de insulina em doentes com úlcera duodenal com predominância da 1ª, 2ª fases de secreção (ou ambas) com comparação simultânea da intensidade da formação de ácido utilizando os testes de Hollander e Kay.

Para resolver a primeira questão, foram analisados os resultados do exame pré-operatório de 924 doentes com formas complicadas (889 penetração, estenose) e não complicadas (35) de úlcera duodenal.

Quadro 13

Distribuição dos doentes com úlceras duodenais de acordo com prevalência das fases da secreção gástrica e tipo de complicações

Ver Complicações	BAP aumento significativo	Prevalência das fases da secreção gástrica			
		1ª fase	2ª fase	Ambos fases	sem alterações significativas
Úlceras duodenais	62.1%	37.9%	6.9%	17.2%	38.0%
Penetração	75.7%	20.0%	20.0%	45.7%	14.3%
Estenose de 2	76.8%	14.8.%	15.1%	45.6%	24.5%
Estenose de 2	79.8%	15.9%	15.9%	45.5%	22.7%
Estenose de grau 3	71.0%	24.0%	6.5%	51.6%	17.9%
Valores médios para úlceras "normais" complicadas	75.9%	20.7%	15.9%	46.9%	16.5%
Valor médio para	89.9%	11.1%	20.1%	68.8%	-

A produção de ácido basal (PBA) foi considerada elevada se os seus valores fossem 1,5 ou mais vezes superiores aos do grupo de controlo (indivíduos praticamente saudáveis). A partir dos dados apresentados na Tabela 13, fica claro que a PBA estava elevada em 62,1% das pessoas com úlcera duodenal não complicada e em 75,9% com úlcera duodenal complicada. Assim, a PAB nos doentes com úlcera duodenal, independentemente da presença e do tipo de complicações, estava significativamente aumentada na maioria dos casos.

Pretendemos distribuir os doentes com úlceras duodenais de acordo com a predominância da 1ª, 2ª ou ambas as fases de secreção em 3 grupos. Ao mesmo tempo, a fase de secreção foi considerada aumentada se a produção máxima de ácido, em resposta à estimulação com insulina (MIC insulina) ou histamina (MIC histamina), excedesse os dados de controlo (indivíduos saudáveis) em 1,5 vezes ou mais.

No entanto, ao mesmo tempo, deparámo-nos com o facto de alguns doentes terem MICins. e MIChist. que não ultrapassavam os limites por nós estabelecidos condicionalmente. Assim, foram incluídos no 4º grupo de indivíduos, nos quais a produção de ácido estimulada pela insulina e histamina não sofreu alterações significativas (relativamente à norma).

Como se pode ver na Tabela 13, nos doentes com úlceras duodenais não complicadas, a 1ª fase da secreção estava aumentada em 37,9% dos casos, a 2ª fase - em 6,9%, ambas as fases - em 17,2% e não houve alterações significativas na produção de ácido em 38% dos doentes.

Em 46,9% dos doentes com formas complicadas de úlcera duodenal, ambas as fases de secreção estavam aumentadas: em 20,7% predominava a 1ª fase, em 15,9% - a 2ª, e apenas em 16,5% não se registaram alterações significativas na produção de ácido estimulada pela insulina e histamina.

Assim, a produção de ácido estimulada pela insulina e pela histamina em doentes com úlceras duodenais complicadas e não complicadas é diferente consoante as fases de secreção. Nos primeiros, predomina a fase vagal, enquanto nos segundos, as duas fases de secreção estão frequentemente aumentadas. Não encontrámos diferenças em função da natureza das formas complicadas de úlcera duodenal.

Ao contrário das úlceras de tamanho "normal", nas úlceras gigantes verificou-se um aumento significativo da CBO em 89,9% dos indivíduos e a prevalência de ambas as fases de secreção em 68,8%.

Para estudar a natureza das curvas gastrinémicas e dos níveis de insulina imunorreactiva (IGF) e a sua dependência da predominância de uma ou outra fase de secreção (ou de ambas), identificámos três grupos de doentes com formas complicadas de úlcera duodenal. Na 1ª fase houve um predomínio da secreção vagal, na 2ª - humoral e na 3ª - ambas as fases. Os níveis de gastrina basal (BG) e estimulada pela insulina (IG) e histamina (HH) foram estudados em todos os 45 pacientes. Foi colhido sangue dos mesmos tubos para estudar o nível de IRI (basal, bem como na altura da estimulação da secreção pela insulina e histamina). Os resultados obtidos são apresentados no quadro 14.

Quadro 14

Níveis de gastrina (em pg/ml) e insulina (em mCAD/ml) no momento da estimulação da secreção gástrica e principais indicadores função secretora do estômago

Estudou Indicadores	**Distribuição dos doentes em função da prevalência das fases de secreção gástrica**		
	1 fase	**2 fases**	**Ambas as fases**
Produção de ácido			
BAP	3.91±0.48	2.80±0.29	8.93 ±2.1
MICins	14.90±2.31	8.32±1.12	11.20±3.4
MIChist	12.20±1.82	24.12±3.15	31.41 ±4.5
Níveis de gastrina			
BG	55.90±7.33	44.36 ±3.96	44.53±3.77
IG	<u>112.80±8.64</u>	57.72 ±7.50	<u>80.10±4.34</u>
GG	53.60±8.62	55.76±6.38	49.50±5.56
Níveis de insulina			
BI	15.0±347	8.06±1.25	14.37±1.96
II	32.1±5.29	21.70±3.95	33.40±7.66
IG	26.9±4.80	16.88±3.76	24.40±4.80

Nota: sublinhado é o significado das diferenças em relação ao nível basal inicial. Gastrina basal - BG, estimulada pela insulina - IG, histamina - GG. Nível basal de insulina - BI, estimulado pela insulina - II e histamina - GI.

Como se pode ver no quadro, a estimulação da secreção com histamina não provoca alterações dos níveis de gastrina em nenhum dos três grupos de sujeitos. Pelo contrário, a hipoglicémia insulínica provoca um aumento dos níveis de gastrina na altura da estimulação da secreção, em média de 74%. Além disso, nos pacientes com predominância da 1ª fase de secreção (vagal), o nível de gastrina estimulado pela insulina é duas vezes superior ao basal. Nos indivíduos com predomínio da segunda fase de secreção (humoral), não se altera; no terceiro grupo, aumenta 1,8 vezes. Assim, o predomínio da fase vagal da secreção ou o aumento de ambas as fases é acompanhado por um nível mais elevado de gastrinémia estimulada pela insulina.

Assim, neste grupo de doentes, onde prevalece a segunda fase de secreção, apesar de um aumento significativo dos níveis de fator de crescimento semelhante à insulina (IGF) no sangue após a estimulação com insulina (2,7 vezes), o nível de gastrina aumenta apenas 30%. Entretanto, no primeiro grupo de doentes com hipertonia dos nervos vagos, aumenta em 100% e no terceiro grupo em 80%

É de salientar o aumento significativo de 80% do fator de crescimento semelhante à insulina (IGF) também em resposta à estimulação da produção de ácido pela histamina.

Assim, precisamente, neste grupo de doentes, onde prevalece a segunda fase de secreção, apesar de um aumento significativo do fator de crescimento semelhante à insulina no sangue após estimulação com insulina (2,7 vezes), o nível de gastrina aumenta apenas em 30%. Ao mesmo tempo, nos doentes do primeiro grupo com hipertonia dos nervos vagos, aumenta em 100% e no terceiro grupo em 80%.

Consequentemente, quando não há predomínio da fase vagal da secreção, apesar do elevado nível de IGF no sangue, o teor de gastrina também se mantém em níveis baixos, em comparação com os outros dois grupos de indivíduos.

A importância da Helicobacter pylori nas úlceras gigantes

Os resultados do estudo da inoculação de HP a partir do suco gástrico de pacientes com UGD em comparação com pacientes que sofrem de úlceras duodenais "normais" são apresentados na Tabela 15.

Como se pode ver nesta tabela, a frequência de deteção de HP em doentes com GDU (segundo grupo) foi significativamente (P < 0,05) superior à dos doentes com úlceras duodenais "normais" (primeiro grupo).

A contaminação do suco gástrico com Helicobacter em ambos os 104*grupos estava quase ao mesmo nível (8,1±CFU/ml e 103*0,6 104*8,0±.(CFU/ml, respetivamente 103*0,5

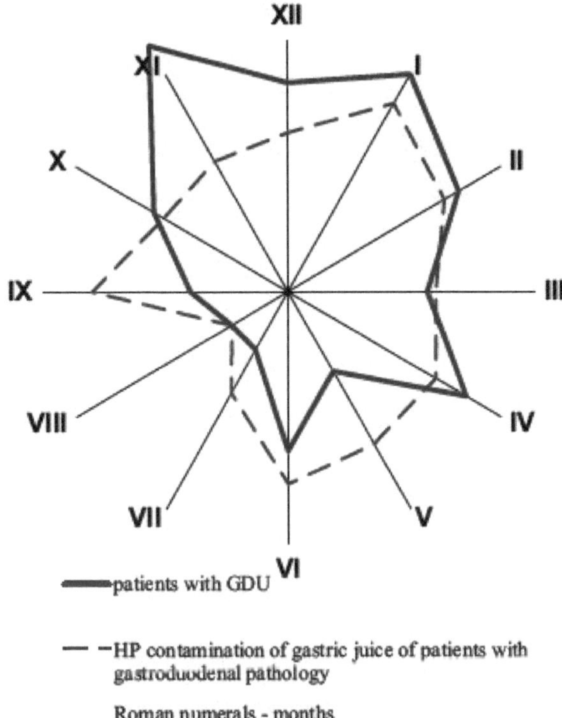

Arroz. 4. Distribuição dos doentes com DGD admitidos para tratamento em regime de internamento em comparação com a atividade mensal (em %).

Os resultados apresentados indicam uma maior importância do HP na GDU do que nas úlceras duodenais "normais".

Um argumento adicional a favor do papel etiopatogénico do HP na DGU pode ser o diagrama (Figura 4) da distribuição dos doentes com DGU por mês de admissão para tratamento hospitalar em comparação com a contaminação mensal do suco gástrico com HP na patologia gastroduodenal, que caracteriza os biorritmos da atividade biológica da NR. Apesar do número relativamente pequeno de observações e da falta de um estudo orientado da frequência sazonal das exacerbações da DGU, é notável a proximidade da direção de ambos os diagramas, especialmente nos meses de inverno, primavera e verão. Isto indica que a exacerbação do processo patológico em doentes com úlceras duodenais gigantes (UDG) é, em certa medida, determinada pelo nível de atividade do Helicobacter pylori (HP).

Quadro 15

Resultados de um estudo sobre a inoculação de Helicobacter Pylori em doentes com GDU

Não.	Índice	1º grupo "normal úlceras duodenais	2º grupo GDU	P
1	Frequência de deteção de HP no suco gástrico, % m±	67,9± 2,0	91,3± 7,0	<0.05
2	Contaminação, CFU/ml m±	104*8,0± 103*0,5	104*8,1± 103*0,6	> 0.05

As culturas HP isoladas tinham propriedades típicas: num meio denso em condições microaerofílicas, cresciam nos dias 4-6 sob a forma de pequenas colónias brilhantes, tinham uma forma espiralada no material de partida e em forma de bastonete numa cultura pura, coravam-se gram-negativamente e tinham atividade de catalase e urease. As estirpes HP estudadas eram sensíveis à maioria dos medicamentos antimicrobianos testados, incluindo metronidazol, penicilinas, tetraciclinas, macrólidos, cefalosporinas e de-nol. Foi demonstrada resistência à ristomicina, ao ácido nalidíxico, à polimixina e à anfotericina.

Assim, as NRs são importantes no desenvolvimento da GDU, o que deve ser tido em conta no planeamento e execução do tratamento e das medidas preventivas, em particular, durante a preparação pré-operatória dos doentes através de um curso de terapia anti-Helicobacter.

Estudo morfológico

Nas úlceras gigantes (mais de 2 cm de diâmetro) do duodeno, como nas úlceras crónicas comuns, há um espessamento da camada muscular e da camada própria, no entanto, nas úlceras gigantes do duodeno, ao contrário das úlceras crónicas comuns, observa-se uma penetração de 95-100% do processo ulcerativo em áreas adjacentes próximas órgãos (fígado, ligamento hepatoduodenal, intestino grosso, omento, pâncreas).

Um estudo da membrana mucosa do fundo do estômago com úlceras duodenais penetrantes "normais" mostrou que as glândulas pilóricas gástricas, que são superficiais com uma quantidade moderada de mucoide, estão bem desenvolvidas, mas com a GDU, pelo contrário, observa-se uma atrofia focal das glândulas pilóricas do estômago.

Os indicadores morfométricos (Tabela 16) indicam que na mucosa gástrica existe hiperplasia e um aumento do número de células parietais principais e de células formadoras de pepsina, tanto no GDU como no ODU. Assim, o número de células principais aumentou 1,7 vezes em comparação com o grupo de controlo. De igual modo, o número de células endócrinas nas partes fúndica e antral do estômago aumentou 2 e 1,5 vezes.

Regra geral, as úlceras duodenais gigantes são um processo crónico agravado periodicamente, que se manifesta morfologicamente por uma fibrose acentuada da camada submucosa do duodeno (Fig. 1), infiltração linfoide do estroma intermucoso (Fig. 2).

A contagem das células das glândulas da membrana mucosa das secções fúndicas do estômago em doentes com estenoses compensadas, subcompensadas e descompensadas também não revelou quaisquer diferenças significativas. O principal tipo de célula é a célula principal formadora de pepsina.

O estudo dos rolos da mucosa gástrica indica um grau desigual de alterações mesmo dentro da mesma zona, caracterizada por uma estrutura histológica semelhante. Encontrámos alterações menores nas glândulas fúndicas localizadas na parte proximal do estômago. Aqui as fossas gástricas são pouco profundas, revestidas por células de forma prismática com limites claros.

A maior parte da mucosa é ocupada pelas glândulas fúndicas. Na mucosa gástrica, foi detectada uma atrofia focal das glândulas pilóricas, proliferação do epitélio tegumentar, metaplasia intestinal do antro pilórico, hiperplasia das células principais e parietais do fundo e infiltração linfoide do epitélio interpitalar. Encontram-se aqui linfócitos, plasmócitos, neutrófilos isolados e mastócitos.

Além disso, a proliferação do epitélio tegumentar do antro pilórico do estômago na GDU foi claramente pronunciada.

Na mucosa do fundo do olho, mais próxima do piloro, há uma infiltração significativa não só do interpital, mas também do estroma interglandular do fundo do olho.

Os resultados dos estudos morfométricos efectuados em doentes com estenoses pilóricas compensadas, sub e descompensadas confirmaram a presença de hiperplasia das células principais e parietais, mas não foram encontradas diferenças fundamentais entre estes grupos de doentes.

Os estudos da mucosa pilórica em doentes com estenose subcompensada mostraram uma variabilidade significativa na sua estrutura, em contraste com a estenose compensada. O índice da glândula pilórica varia consoante o estado do antro pilórico - de 3,0 a 2,0. O estroma interglandular é representado por tecido conjuntivo frouxo, um grande número de fibras e acumulações de linfócitos que formam folículos. Nestes casos, as fossas gástricas são profundas e ramificadas (Fig. 5).

No caso de estenose descompensada, a natureza da distribuição das células principais e parietais das glândulas no fundo do estômago é um pouco diferente da das estenoses subcompensadas (Quadro 16).

Em doentes com estenoses descompensadas, ocorrem alterações mais pronunciadas na mucosa da parte pilórica do estômago. O índice da glândula pilórica varia entre 1,9 e 2,4. A membrana mucosa desta secção do estômago é fina. A maior parte é ocupada por células do epitélio da fossa com infiltração acentuada do estroma interpitelial. Observámos a penetração na camada epitelial de fibras musculares provenientes da camada muscular da mucosa gástrica. Verifica-se um adelgaçamento da placa muscular da mucosa.

Quadro 16

Indicadores morfométricos da mucosa gástrica em doentes com úlceras duodenais gigantes

Grupos Inquirido	Índice das glândulas	Células de fossa	Cervical Células		Cobertura	
	Total	Total	Total	V %	Total	V %
Rostos	6.0±0.43	32.5±0.46	11.4±0.22	11.9	23.2±0.22	24.2
Penetração	3.88±0.18	30.5±0.33	10.2±0.41	8.3	46.2±0.42	26.5
Estenose de	4.2±0.54	28.4±0.64	11.1±0.6	8.2	44.1±0.52	26.1
Estenose de	3.62±0.46	28.1±0.26	9.2±0.12	8.9	46.8±0.26	26.3
Estenose de	3.2±0.12	26.4±0.8	9.0±0.34	9.4	47.3±0.36	25.3

Grupos de inquiridos	Principal		Adicional		Endócrinas por 1000 epiteliais		**Total**
	Total	V %	Total	V %	Fundo.	Antr.	
Rostos	43.3±0.32	45.2	17.9±0.3	18.7	42.8±0.93	61.2±1.1	95.8±0.77
Penetração	75.4±0.34	49.5	14.1±0.6	15.7	102.0±2.6	16.1±0.4	147.8±1.11
Estenose de	56.2±0.12	49.1	14.4±0.1	16.6	104.0±2.8	94.1±1.2	147.1±1.12
Estenose de	59.1±0.42	48.1	12.4±0.8	16.6	100.0±3.3	89.2±2.4	141.3±0.65
Estenose de	65.0±0.22	47.6	11.1±0.1	17.7	89.6 ±2.6	86.1±3.0	130.2±0.75

Os estudos de microscopia eletrónica das células formadoras de secreção da parte fúndica da mucosa gástrica com estenoses de vários graus não revelaram diferenças significativas na sua ultra-estrutura. Estas alterações eram estereotipadas.

Nas células parietais, registou-se um aumento do comprimento dos túbulos secretores com um aumento do número de microvilosidades nos mesmos. Uma caraterística distintiva das células parietais era a presença, no citoplasma, de grandes corpos de mielina, com tamanhos que variavam entre

1 e 3 - 4 microns. Os corpos de mielina foram mais frequentemente encontrados em grande número no citoplasma de células localizadas na metade inferior das glândulas fúndicas. No entanto, também foram encontrados em células localizadas na boca das glândulas da parte fúndica do estômago.

Nas células principais, estruturas intracelulares como o complexo de Golgi e o retículo endoplasmático granular também estão bem desenvolvidas. A parte apical da neoplasia está repleta de grânulos secretores de densidade eletrónica moderada, com tamanhos entre 2 e 8 microns. Existem muitos poros nas membranas dos núcleos celulares.

Os resultados de um estudo abrangente permitiram estabelecer que os indicadores morfométricos que caracterizam o estado da mucosa gástrica em doentes com úlceras duodenais não dependem do tipo de complicações (penetração, estenose). Estes indicadores devem-se principalmente ao estado da atividade secretora do estômago, que está significativamente aumentada nestes doentes.

À medida que a úlcera péptica progride, todas as camadas da parede duodenal são envolvidas no processo, observando-se inchaço, afrouxamento das fibras de colagénio com imbibição por linfócitos, eosinófilos (Fig. 3), com vascularização da própria camada axilar (Fig. 4) da parede duodenal.

Nas úlceras gigantes do duodeno, tal como nas úlceras crónicas comuns, observa-se uma infiltração linfoide do tecido paravasal e perineural da parede duodenal. No entanto, nas úlceras gigantes, a vascularização de todas as camadas da parede da úlcera, com os seus lúmens expandidos, bem como o crescimento de feixes maciços de fibras nervosas na camada muscular são mais pronunciados.

Com uma exacerbação do processo ulcerativo, juntamente com as alterações fibrosas existentes nas partes subserosas da parede, observam-se edema pronunciado e infiltração linfoide do tecido perineural da parede de uma úlcera duodenal crónica.

Um aspeto morfológico caraterístico das úlceras duodenais gigantes é a prevalência de alterações inflamatórias-cicatriciais não só na profundidade do processo ulcerativo, expressas por infiltração linfoide, substituição da camada muscular por tecido cicatricial, edema pronunciado, com a presença de películas de fibrina da membrana serosa, mas também o desenvolvimento de alterações fibro-inflamatórias em torno do processo ulcerativo em diferentes direcções, envolvendo tecidos e órgãos próximos no processo.

Nas úlceras gigantes junto ao processo ulceroso crónico, observa-se a penetração de fios de tecido fibroso no território da mucosa com separação das glândulas de Brunner, com edema e infiltração linfoide do estroma interglandular, bem como reestruturação e hipertrofia das glândulas duodenais com estreitamento do seu lúmen.

Estudos de microscopia eletrónica da mucosa gástrica revelaram numerosos grânulos secretores (SG) e retículo endoplasmático rugoso (RER) bem desenvolvido no citoplasma das células principais (Fig. 15). As células parietais exibiam um grande número de mitocôndrias com matrizes densas e tubulovesículas bem desenvolvidas no seu citoplasma (Fig. 16), indicando uma elevada atividade funcional, que se manifesta clinicamente como síndrome hipersecretora.

Assim, nas úlceras duodenais gigantes, tal como nas úlceras comuns, observam-se alterações fibro-inflamatórias perto do processo ulcerativo, alterações hiperplásico-proliferativas na mucosa gástrica. No entanto, nas úlceras gigantes do duodeno, observam-se alterações morfológicas mais pronunciadas em torno da cratera da úlcera, envolvendo os órgãos próximos no processo, levando por vezes à perturbação da sua estrutura e função, e na mucosa gástrica há hiperplasia das células responsáveis pelo fator de agressão (principal, parietal) acompanhada de estado hipersecretor do suco gástrico.

Um teste de provocação com administração intra-jejunal de uma solução hipertónica de glicose em 246 pacientes com úlceras duodenais revelou uma predisposição para a síndrome de dumping em metade dos casos. O primeiro grau de gravidade das manifestações clínicas da reação de dumping assim provocada foi estabelecido em 22,7% dos doentes, o segundo em 22,3% e o terceiro em 19,0%.

O tipo de reação simpaticotónica ocorreu em 53,7% e o tipo vagotónico em 46,3%. Assim, as formas moderadas e graves de reacções de dumping provocadas foram observadas em doentes com problemas duodenais em 41,3%, ou seja, mais frequentemente do que com problemas gástricos - 28,9% dos casos. No entanto, as formas graves de predisposição para o dumping em doentes com úlceras gástricas e duodenais foram observadas igualmente - em 19% dos casos.

CAPÍTULO 3. RESULTADOS DAS OPERAÇÕES RADICAIS PARA A ODD E FORMAS DE OS MELHORAR

As úlceras são difíceis de tratar de forma conservadora e, normalmente, penetram para além da parede esclerótica do estômago ou do duodeno nos órgãos circundantes - o pâncreas, o ligamento hepatoduodenal (HDL), o fígado, o diafragma, a raiz do mesentério do cólon transverso, o omento menor, a parede abdominal anterior, o que torna as operações muito mais difíceis. A hemorragia é a complicação mais comum da GDU e, na maioria dos doentes, está associada a penetração, estenose cicatricial e até perfuração. Quando a hemorragia pára, estes doentes têm maior probabilidade de recidiva. Durante as operações para úlceras gigantes, observa-se o maior número de complicações graves, como a falha das suturas do coto duodenal, gastroenteroanastomose (GEA), danos em elementos do ligamento hepatoduodenal e pancreatite pós-operatória. Regra geral, surgem problemas na cobertura do coto duodenal.

Na nossa opinião, a conveniência de realizar operações radicais em doentes com GDU é ditada por dois factores principais.

A primeira deve-se, como mostram os dados da literatura, aos resultados insatisfatórios a longo prazo das operações de preservação de órgãos, ou seja, as várias opções de vagotomia com operações de drenagem gástrica. É óbvio, sobretudo tendo em conta a presença de DGU.

O segundo fator são as caraterísticas tipológicas das próprias UGD. Trata-se, antes de mais, de:

- a presença de um processo ulcerativo ativo e a penetração de úlceras, geralmente localizadas nas paredes posterior e posterolateral.
- a sua combinação frequente (77,7%) com estenoses de diferentes graus (maior frequência de estenoses sub e descompensadas).
- elevada percentagem de doentes com síndrome hipersecretora.

- maior frequência de úlceras de localização "baixa" e duodenostasia concomitante.

Todos estes factores, especialmente quando são frequentemente combinados, põem em dúvida a própria possibilidade de realizar uma vagotomia com DO.

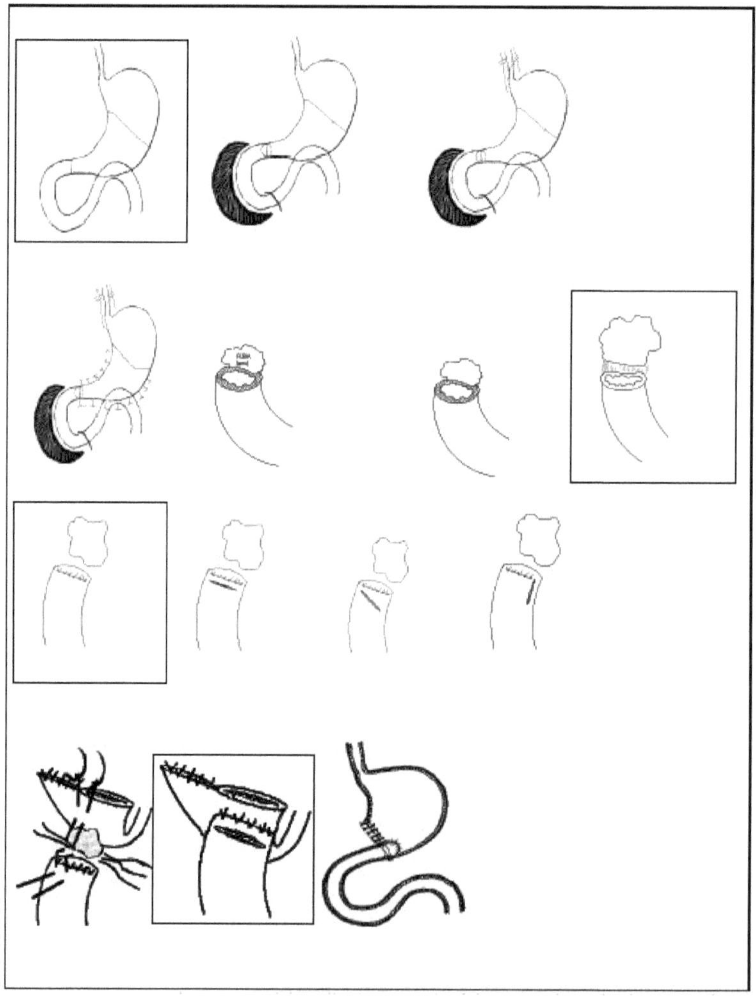

Arroz. 5. fases da cirurgia com remoção radical do trato gastrointestinal e

aplicação de um dos tipos de TLA

Com base na conveniência de realizar operações radicais com remoção da GDU, efectuámos uma avaliação comparativa dos seus resultados imediatos em 2 grupos de doentes.

O primeiro grupo era constituído por 118 pessoas que foram submetidas a estas operações sem a utilização da tecnologia laser e o segundo grupo - 139, com a sua utilização.

Técnicas e fases da operação.

1. Laparotomia média superior, revisão dos órgãos abdominais, estômago e duodeno, zona do ligamento de Treitz. Exame à palpação do fundo do trato gastrointestinal, que, em regra, se localiza na parede posterior da ampola duodenal, nas paredes póstero-laterais e, menos frequentemente, na região pós-bulbar.

2. Libertação da parede anterior do duodeno de cicatrizes e aderências com órgãos vizinhos (vesícula biliar, omento maior, cólon transverso, etc.) e, em seguida, mobilização ampla do duodeno segundo Kocher com hemostasia cuidadosa com laser de CO2 ou laser AIG com feixe desfocado. Em seguida, coloca-se uma compressa de gaze húmida nesta zona.

3. Se o doente tiver uma síndrome hipersecretora, é efectuada uma vagotomia troncular subfrénica bilateral.

4. A fase seguinte da operação é a esqueletização do estômago distal na quantidade de ressecção clássica de 2/3 do mesmo ou de antrombectomia, se tiver sido efectuada uma vagotomia subdiafragmática do tronco.

A mobilização do estômago é efectuada de modo a que, ao longo da curvatura maior, seja possível aplicar grampos de compressão a laser concebidos por O.K.Skobelkin durante 3-5 cm para a formação subsequente de um dos tipos de GDA ou TLA. Esta parte do estômago é dissecada com um laser de CO2 e um dispositivo de agrafagem mecânica (UKL-60, 40, UTO, etc.) é aplicado na parte restante do estômago num ângulo obtuso em direção à curvatura menor. Abaixo e imediatamente após a aplicação da sutura mecânica, é aplicada a pinça de compressão O.K.Skobelkin e o estômago é cortado. O coto do estômago é então tratado com suturas de imersão.

5. Utilizando um bisturi laser, a parede anterior do duodeno é dissecada na projeção do bordo inferior do duodeno. Em seguida, utilizando um feixe de laser CO2 ou YAG focado, a parede posterior do duodeno é cuidadosamente exposta abaixo do bordo inferior do duodeno.

Esta manipulação é facilitada se seleccionarmos as paredes póstero-laterais do duodeno (superior e inferior) e as colocarmos num suporte.

Graças a esta técnica de precisão, é possível isolar a parede posterior do duodeno em 2-4 mm, o que é suficiente para suturar o coto duodenal com suturas interrompidas atraumáticas de uma fila.

6. A aplicação da TLA depende da largura da parede duodenal, pelo que existem três opções de aplicação da gastroduodenoanastomose (transversal, oblíqua e longitudinal em relação ao comprimento do duodeno).

7. Independentemente do tipo de TLA escolhido, a técnica da sua aplicação é praticamente idêntica e visa, em primeiro lugar, a cobertura adequada quer do coto duodenal, suturado com fios atraumáticos interrompidos em fila única, quer da cratera do trato gastrointestinal remanescente na cabeça do pâncreas.

As caraterísticas da técnica de sutura são as seguintes: Entre o coto do estômago (em cima), o duodeno (em baixo) e a cratera da úlcera (entre eles), é passado um fio de omento maior sobre um pedículo vascular. Antes disso, o fundo da úlcera é submetido a um tratamento térmico com um dos tipos de laser de alta energia.

A formação da parede posterior do TLA é efectuada da seguinte forma. A sutura é efectuada com a parede posterior do coto gástrico sob uma pinça de compressão - um fio do omento - o bordo inferior da úlcera fundo - a parede posterior do duodeno - a parede anterior do duodeno. As suturas (4-5) assim aplicadas são levadas para os suportes e atadas sequencialmente.

Depois disso, a parede anterior do duodeno é dissecada transversalmente; obliquamente - transversalmente ou longitudinalmente, dependendo da largura do duodeno.

A vantagem de qualquer uma das três variantes de TLA em relação à GDA segundo Billroth I é que a parede posterior do coto gástrico, levada para uma sutura, cobre de forma fiável, juntamente com um fio de omento no pedículo vascular, tanto o fundo da úlcera como as suturas no coto duodenal. Esta é a vantagem técnica da TLA, para além das outras vantagens, puramente funcionais, deste tipo de anastomose gastroduodenal, que já discutimos acima.

As operações são concluídas com a introdução de uma sonda jejunal nasogástrica para descomprimir o coto gástrico e o TLA e irradiá-lo e à cavidade abdominal superior com um laser ultravioleta.

Como é sabido, o calcanhar de Aquiles dos métodos de ressecção para o tratamento das úlceras duodenais com a sua remoção radical é a falha das suturas do coto duodenal com o segundo método de Billroth e da gastroduodenoanastomose com o primeiro. Em segundo lugar em importância e gravidade das manifestações clínicas estão as várias complicações purulento-inflamatórias (PIC): desde a supuração superficial de feridas até à formação de úlceras na cavidade abdominal. Na maior parte dos casos, são as principais causas de morte.

Uma complicação irritante é a anastomosite, que é normalmente causada pela falta de material de sutura fiável e necessário.

A procura de formas de reduzir as complicações acima referidas, tal como várias outras, levou-nos a desenvolver o conceito da utilização combinada de várias fontes de radiação laser.

Pela primeira vez, testámo-lo no complexo de tratamento cirúrgico de doentes com HDJ.

Para melhor objetivar os dados obtidos, dividimos todos os doentes com formas complicadas de úlceras duodenais, submetidos apenas a ressecção gástrica com remoção radical do substrato ulceroso, em 4 grupos.

Quadro 17

Resultados imediatos da ressecção gástrica em 4 grupos de pacientes

Grupos de pacientes operados		**Total**	**mortalidade V %**	**Relaparatomia V %**	**Falha de sutura em %**	**GVO em %**
I. UD "normal" - sem lasers (1227) Deles:						
	Billroth-1	99		1.01	1.01	1.01
	Billroth-2	365	1.64	2.76	4.10	4.10
	TLA	763	0.8	2.36	1.60	3.00
	Média		0.98	2.3	2.4	3.1
II. UD "convencional" + lasers (1276) Destas operações:						
	Billroth-1	411	0.48	0.73		0.73
	Billroth-2	439	1.14	0.45	1.14	1.80
	TLA	426	0.71	0.23	0.23	1.60
	Média		0.20	0.40	0.47	1.4
III. GDU - sem lasers (118) Destas, as operações em:						
	Billroth-1	7	-	-	-	-
	Billroth-2	56	6(5.07)	1(0.85)	7(5.93)	8(6.77
	TLA	48	4(3.38)	1(0.85)	2(1.69)	3(2.57
	Outros	7	2(1.69)	1(0.85)	1(0.85)	-
	Média		10.15	2.57	8.47	9.3
IV. GDU + lasers (139) Destas operações:						
	Billroth-1	37	1(0.72)	-	1(0.72)	-
	Billroth-2	44	3(2.16)	4(2.88)	6(4.32)	9(6.47
	TLA	58	1(0.72)	1(0.72)	2(1.43)	3(2.16
	Média		3.6	3.6	6.47	8.63

O primeiro foi operado com técnicas cirúrgicas tradicionais sem utilização de lasers, o segundo (1276) foi operado com um programa complexo de irradiação polilaser.

Todos os doentes do primeiro e segundo grupos tinham úlceras duodenais de tamanho "normal".

Os doentes dos grupos 3 e 4 (139 doentes) tinham úlceras duodenais gigantes, verificadas durante uma operação planeada. No 3º grupo, a ressecção gástrica foi efectuada segundo o método tradicional; no 4º grupo, foi utilizado um programa de utilização combinada de lasers.

Os resultados imediatos da ressecção gástrica com remoção radical da úlcera são apresentados na Tabela 1.

Assim, conforme demonstrado pela análise de um grande volume de material clínico, a inclusão de um programa de utilização combinada de lasers no grupo de pessoas com úlceras de tamanhos "normais" permitiu reduzir o número de falhas de sutura de 2,4% para 0,47%, GDU de 3,1% para 1,4% e mortalidade pós-operatória de 0,98% para 0,7%, relaparatomias de 2,3% para 0,4%.

No trabalho de A.N. Dolgushkin, que resumiu os dados acima sobre os resultados imediatos da ressecção gástrica com remoção radical de uma úlcera duodenal de tamanhos "normais", foram observados os seguintes factores positivos do programa PLO.

1. Um curso pré-operatório de irradiação laser IR ajuda a reduzir o número de úlceras "activas" de tamanhos "normais" em 2,8 vezes, as grandes (com um diâmetro de 1 a 2 cm) - em 2,5 vezes.

Isto, por sua vez, permite facilitar significativamente a execução técnica de uma fase da operação como o isolamento de uma úlcera duodenal.

2. A utilização dos lasers acima referidos, nomeadamente o

dióxido de carbono, permite realizar "soldaduras" a laser essencialmente estéreis. A irradiação intra-operatória das anastomoses e do pavimento superior da cavidade abdominal com um laser de azoto, devido ao seu efeito regenerador e antibacteriano, ajuda a reduzir o número de complicações graves, como a falha das suturas do coto duodenal e da anastomose gastroduodenal e, consequentemente, a peritonite e as complicações purulento-inflamatórias e sépticas associadas à ferida.

3. A irradiação laser transcateter com um laser de hélio-néon em modo de varrimento das zonas anastomóticas e do coto gástrico no período pós-operatório conduz a uma diminuição dos distúrbios de evacuação motora, causados principalmente pela anastamosite.

Estas foram as principais vantagens do programa utilizado para a utilização combinada de várias fontes de radiação laser em doentes com úlceras duodenais de dimensões "normais", cuja proporção entre todos os operados no nosso serviço foi de 89,5%.

Utilizámos este programa pela primeira vez numa cirurgia radical em doentes com úlceras duodenais gigantes.

É óbvio que seria errado contar com a utilização deste programa sem ter em conta o aperfeiçoamento da própria técnica cirúrgica e das suas várias técnicas, especialmente no tratamento cirúrgico do trato gastrointestinal.

Como mostram os dados do Quadro 1, os resultados da ressecção gástrica para a gastrectomia gástrica efectuada da forma tradicional, ou seja, sem a utilização de lasers, é um pouco melhor do que com UD de tamanhos "normais".

Este facto é perfeitamente natural e dispensa comentários, dadas as caraterísticas das próprias úlceras gástricas - dimensão, penetração a 100%, alterações morfológicas grosseiras na zona do substrato ulceroso, envolvimento no processo, na maioria dos casos, da cabeça do pâncreas e do ligamento hepatoduodenal.

Isto aplica-se à frequência de todas as complicações - falha de sutura, GDU, mortalidade, etc.

A utilização direcionada do programa PLO melhorou significativamente os resultados imediatos do tratamento cirúrgico de doentes com UGD. Naturalmente, isto não inclui os doentes que foram submetidos a ressecção gástrica "para excluir" úlceras duodenais.

Assim, a utilização do programa PLO permitiu reduzir o número de falhas de sutura do coto duodenal de 6% para 0,7%, de anastomose gastroduodenal de 2,8% para 2,2%, de relaparatomias associadas a estas complicações de 2,57% para 3,6%, de GDO (em geral) de 9,3% para 8,63%.

De particular importância é a anastamosite pós-operatória, cujo desenvolvimento, na maioria dos casos, está associado à falta de material de sutura adequado.

Assim, a utilização da OLP para as UD "normais" permitiu reduzir o número de anastamosites de 7,39% (segundo Billroth I - 12,5%, Billroth II - 5%) para 5,92% (segundo Billroth I - 5,98%, Billroth II - 7,14%).

CONCLUSÕES:

1. Entre todos os doentes operados eletivamente com formas complicadas de úlceras duodenais, a frequência de úlceras gigantes (2 ou mais cm de diâmetro) é pequena e, de acordo com os nossos dados, é de 10,5%.

2. Distinguem-se das úlceras de tamanho "normal" por uma maior frequência de complicações na anamnese (perfuração - 13,7; hemorragia - 12,9%), complicações combinadas (87,1%), que são as causas diretas das operações planeadas, baixa localização das úlceras e duodenostase concomitante.

3. A combinação de caraterísticas tipológicas das GDU permite-nos distingui-las num grupo separado de ulcerações crónicas do duodeno.

4. A presença, na maioria dos casos, de uma síndrome hipersecretora em doentes com trato gastrointestinal, as caraterísticas morfofuncionais da mucosa gástrica, a natureza das próprias úlceras (penetração, grandes dimensões) e a helicobacteriose foram identificadas, o que rejeita a conveniência de realizar uma vagotomia com intervenções de preservação de órgãos.

5. Uma alternativa ao tratamento cirúrgico planeado de doentes com DGU deve ser a ressecção gástrica com remoção radical da úlcera. A terapia conservadora só pode ser utilizada como meio de preparação pré-operatória.

6. A melhoria dos resultados imediatos da gastrectomia durante a gastrectomia gástrica está associada à introdução generalizada de anastomoses terminolaterais e à utilização combinada de várias fontes de radiação laser.

REFERÊNCIAS:

1.Asadov S. A.Tratamento cirúrgico de úlceras gastroduodenais "difíceis" e complicadas // Cirurgia. 2002. No. 11. pp. 64-69.

2. Afendulov S.A., Zhuravlev G.Yu., Smirnov A.D. Estratégia cirúrgica tratamento da úlcera péptica. Surgery. 2006. No. 5. P. 26-30.

3. Bashnyak V.V.perturbação do fornecimento de sangue ao coto duodenal e sua prevenção // Vestn. cirurgia. 1984. v. 134. no. 6. pp. 33-36.

4. Borisov A.E., Zemlyanoy V.P., Kubachev K.G. etc. Tratamento cirúrgico para úlceras gastroduodenais crónicas. Boletim de cirurgia. 2002. No. 1. pp. 79-81.

5. Vavrinchuk S.A., Kosenko P.M., Chernyshov D.S. Aspectos modernos do tratamento cirúrgico da úlcera duodenal perfurada, monografia. Khabarovsk: IPKSZ. 2013. 241 p. [Vavrinchuk SA, Kosenko PM, Chernyshov DS Sovremennye aspekty hirurgicheskogo lechenija perforativnoj jazvy dvenadcatiperstnoj kishki, monografija. Khabarovsk: IPKSZ. 2013. 241 s. (em russo)].

6. Varzin S. A., Daev E. V.. Acidez do suco gástrico em pacientes com úlcera duodenal intestinos com diferentes grupos sanguíneos do sistema ABO, submetidos a tratamento cirúrgico // Vestn. São Petersburgo un-ta. Ser. 11. 2006. Issue. 4. pp. 78-87.

Vasilenko V.Kh., Grebenev A.L., Sheptulin A.A. Doença da úlcera péptica. M: Medicina, 1987: 288 p.

7.Volynchik K.E. Indicações para o tratamento cirúrgico de úlceras crónicas estômago como uma condição pré-cancerosa: Resumo do autor. diss. Ph.D. mel. Sci. Moscovo, 2003. 23 p.

8.Gostishchev V.K., Evseev M.A. Tratamento da hemorragia aguda da úlcera gastroduodenal: farmacoterapia ou tratamento cirúrgico? Abordagens modernas da ciência e da prática em cirurgia. Coleção de artigos científicos. Voronezh. 2002. pp. 136-138.

9.Grubnik V.V., Zaychuk A.I., Grubnik Yu.V., etc.. Tratamento cirúrgico de pacientes com úlceras gástricas gigantes // Clínica. cirurgia. 1992. No. 8. P. 6-8.

10.Zhantalinova N.A. A escolha de tácticas cirúrgicas para úlceras gigantes do estômago e do duodeno. úlceras do estômago e duodeno. Cirurgia. 2005. No. 1. pp. 30-32.

11. Zharov S.V., Narezkin D.V., Romanenkov S.N. Resultados do tratamento cirúrgico de pacientes idosos e senis com úlceras gigantes complicadas do estômago e do duodeno // Notícias de cirurgia. 2012. T.20. No. 2. P.25-28 [Zharov SV, Narezkin DV, Romanenkov SN Rezul'taty operativnogo lechenija pacientov pozhilogo i starcheskogo vozrasta s oslozhnennymi gigantskimi jazvami zheludka i dvenadcatiperstnoj kishki // Novosti hirurgii. 2012. T.20. No. 2. S.25-28 (em russo)].

12.Kuzin N.M., Vetshev P.S., Mayorova Yu.B. Ressecção do estômago com a formação de uma anastomose de acordo com Roux. Surgery. 2006. No. 3. P. 4-10.

13.Kurbonov K.M., Nazarov B.O. Tácticas cirúrgicas para perfuração gastroduodenal, úlceras combinadas com penetração e estenose. Cirurgia. 2005. No. 12. P. 33-35.

14. Lobankov V.M. Cirurgia da úlcera péptica na virada do século 21. Cirurgia.
2005. No. 1. P. 58-64.

15. Martirosov Yu. K.Tratamento cirúrgico de úlceras gastroduodenais gigantes complicadas por sangramento // Ros. revista gastroenterol., hepatol., coloproct. 1997. No. 6. P. 73-75

16. Mugatasimov I.G., Baranov A.I., Serebrennikov V.V. e outros. Minimally invasive surgery of perforated duodenal ulcers (literature review). Prática cirúrgica. M.: Profile-2S. 2013. No. 4. P.4-10 [Mugatasimov IG, Baranov AI, Serebrennikov VV i dr. Maloinvazivnaja hirurgija perforativnyh duodenal'nyh jazv (obzor literatury). Prática cirúrgica. M.: Profil'-2S. 2013. No. 4. S.4-10 (em russo)].

17. Onopriev V.I., Voskanyan S.E., Ponkina O.N. Histotopografia cirúrgica de úlceras duodenais complicadas. Krasnodar: Grupo B. 2006. 297 p. [Onopriev VI, Voskanjan S.Je., Ponkina ON Surgery gistotopografija oslozhnennyh duodenal'nyh jazv. Krasnodar: Gruppa B. 2006. 297 s. (em russo)].

18.Petrov V.P., Badurov B.Sh., Khaburzania A.K. Ressecção gástrica segundo Roux.
M.: Medicina, 1998. 212 p.

19. Prudkov M.I., Malinkin A.V., Stolin A.V. e outros. Cirurgia de emergência. Recomendações clínicas para a prestação de cuidados médicos à população da região de Sverdlovsk. Sob a direção do Prof. M.I. Prudkova. Ekaterinburg: Artigo, 2013. P.30-33 [Prudkov MI, Malinkin AV, Stolin AV i dr. Neotlozhnaja hirurgija. Klinicheskie rekomendacii po okazaniju medicinskoj pomoshhi naseleniju Sverdlovskoj oblasti. Sob a direção do Prof. MI Prudkova. Ekaterinburg: Artikul, 2013. S.30-33 (em russo)].

20. Repin V. N., Vozgoment A. O. Surgical treatment of giant gastroduodenal ulcers complicated by bleeding: Aspectos actuais da cirurgia hospitalar. Izhevsk, 2002.

21. Sazhin V.P., Bronshtein P.G., Zaitsev O.V. e outros. Diretrizes clínicas nacionais "Perforated ulcer". XII Congresso de Cirurgiões Russos "Current Issues in Surgery". Rostov-on-Don, 7-9 de outubro de 2015. 37 p.http://society- of-surgeons.rf/upload/perforated_ulcer.pdf(data de acesso: 16/02/2017) [Sazhin VP, Bronshtejn PG, Zajcev OV i dr. Nacional'nye klinicheskie rekomendacii "Probodnaja jazva". XII S#ezd hirurgov Rossii "Aktual'nye voprosy hirurgii." g. Rostov-na-Donu, 7-9 de outubro de 2015. 37 s.http://obshhestvo-hirurgov.rf/upload/perforated_ulcer.pdf(data obrashhenija: 16/02/2017) (em russo)].

22. Sovtsov S.A. Crónica da cirurgia privada. Parte 2: Úlcera perfurada, monografia. Chelyabinsk: Cícero. 2016. 165 p. [Sovcov SA Letopis' chastnoj hirurgii. Part' 2: Probodnaja jazva, monografija. Cheljabinsk: Cicero. 2016. 165s. (em russo)]

23.Stoyko Yu.M., Bagnenko S.F., Kurygin A.A. e outros. Hemorragia gastrointestinal ulcerativa. Surgery. 2002. No 8. P. 32-35.

24.Troshin A.V., Firsov E.V., Chukhraev A.M. Diagnóstico clínico e radiológico de úlceras duodenais grandes e gigantes. diagnóstico de úlceras duodenais grandes e gigantes. RZHGGK. 2001. No. 6. P. 79-81.

25. Tutchenko N.I., Goer Y.V., Salomko A.V. etc. Operações de serra-regeneradora
operações para úlceras gástricas e duodenais complicadas. Wedge. surgery. 1991. No. 8. P. 19-21.

26.Chernousov A.F., Selivanova I.M. Uma visão moderna dos problemas diagnóstico e cirurgia para o tratamento racional do cancro gástrico precoce. Anais de cirurgia. 2004. No. 6. P. 20-24.

27.Chernousov A.F., Khorobrykh T.V., Zharov A.A., Gevorkyan M.K. Role úlceras gástricas crónicas na carcinogénese. Surgery. 2006. No. 10. pp. 4-7.

28.Shevchenko Yu. L., Korznikova A. A., Stoyko Yu. M. et al. Tratamento diferenciado da hemorragia gastroduodenal ulcerativa // Cirurgia. 2006. No. 11.S. 18-23.

29. Baghdanian AH, Baghdanian AA, Puppala AA et al. Manifestações de imagem da doença da úlcera péptica na tomografia computadorizada. Semin Ultrasound CT MR 2018; vol. 39(2): 183-192.

30. Chan FKL, Lau JYW Doença da úlcera péptica. In: Sleisenger and Fordtran's Gastrointestinal and Liver Disease. 10ª ed.. Philadelphia: Saunders Elsevier; 2015: capítulo 14.

31. Coppolino F., Gatta G., Di Grezia G. et al. Perfuração gastrointestinal: diagnóstico ultrassonográfico. Crit Ultrasound J. 2013; vol. 5 (Suppl 1): S4.

32.Eaden JA et al. Gastrointestinal: giant gastric ulcers. J. Gastroenterol. Hepatol. 2001. Vol.16. No. 5. P. 573.

33.Ecanow, JS, Gore RM Avaliação de pacientes com dor no quadrante superior esquerdo. Radiol Clin North Am 2015; vol. 53(6): 1131-1157

34. Lanas A., Chan FKL Doença da úlcera péptica. Lancet 2017; vol. 390 (10094): 613-624.

35. Harewood GC, McConnel JP, Harrington JJ et al. Deteção de hemorragia oculta do trato gastrointestinal superior: diferenças de desempenho nas análises de sangue oculto nas fezes. Mayo Clin Proc 2002; vol.77 (1): 23-28.

36. Hawkey CJ, Wight NJ Clinician's manual on NSAIDS and gastrointestinal complications. London: Life Science Communications, 2001.

37. Lau JY, Sung J, Hill C et al. Revisão sistemática da epidemiologia da úlcera péptica complicada: incidência, recorrência, factores de risco e mortalidade. Digestion 2011; vol.84: 102-113.

38. Ishiguro T., Kumagai Y., Baba H. et al. Previsão da quantidade de acumulação de fluido intraperitoneal por tomografia computorizada e sua utilização clínica em doentes com úlcera péptica perfurada. Int Surg 2014; vol. 99(6): 824-829.

39. Malfertheiner P, Megraud F, O'Morain CA et al. Gestão da infeção por Helicobacter pylori - o Relatório de Consenso de Maastricht V/Florença. Gut 2017; 66(1): 6-30.

40.Moggia E., Athanasopoulos PG, Hadjittofi C., Berti S. Piloroplastia laparoscópica de Finney em ambiente de emergência: primeiro relato de caso na literatura e desafios técnicos // Ann Transl Med. 2016. Vol. 4(10). P.197.

41.Nagashima K., Tominaga K., Fukushi K. et al. Tendências recentes na ocorrência de úlceras gástricas e duodenais hemorrágicas sob a diretriz japonesa de prática clínica baseada em evidências para úlcera péptica. JGH Open 2018; Vol. 2(6): 255-261.

42. Nishikant Gujar, Sachin DM Estudo Comparativo entre o Plugging Omental e a Duodenostomia com Tubo Controlado para o Tratamento da Perfuração de Úlcera Duodenal Gigante // Revista Internacional de Ciência e Pesquisa (IJSR). março de 2015. Vol. 4. Edição 3. P.1675-1678.

43. Nobori C., Kimura K., Ohira G., et al. Úlceras duodenais gigantes após neurocirurgia para tumores do tronco cerebral que exigiram reoperação para desconexão gástrica: relato de dois casos // BMC Surg. 2016. Vol. 16. P.75.

44.Picone D., Rusignuolo R., Midiri F. et al. Avaliação por imagem das perfurações gastroduodenais. Semin Ultrasound CT MR 2016; vol. 37(1), no. 1: 16-22.

45. Ramakrishnan K., Salinas RC Peptic ulcer disease. Am Fam Physician 2007; vol. 76: 1005-1012.

46. Chatten, K., Pursell H., Banerjee AK et al. Pontuação de Glasgow Blatchford e estratificações de risco em hemorragia gastrointestinal superior aguda: podemos estender isso para 2 para gerenciamento ambulatorial urgente? Clin Med (Lond) 2018; vol. 18(2): 118-122.

47. Farrar, F. C., Gestão de sangramento gastrointestinal agudo. Crit Care Nurs Clin North Am 2018; vol.30(1): 55-66.

48. Leontiadis, GI, Molloy-Bland M., Moayyedi P., Howden CW Effect of comorbidity on mortality in patients with peptic ulcer bleeding: systematic review and meta-analysis. Am J Gastroenterol 2013; 108(3): 331-345; quiz 346.

49. Moller, M.H., Adamsen S., Thomsen RW, Moller AM Factores prognósticos pré-operatórios para a mortalidade na perfuração de úlceras pépticas: uma revisão sistemática. Scand J Gastroenterol 2010; vol.45(7-8): 785-805.

50. Elmunzer BJ, Young SD, Inadoni JM et al., Systematic review of the predictors of recurrent hemorrhage after endoscopic hemostatic therapy for bleeding peptic ulcers. Am J Gastroenterol 2008; vol. 103(10): 2625-2632; quiz 2633.

51. Tsoi, KK, Chan HC, Chiu PW Second-look endoscopy with thermal coagulation or injections for peptic ulcer bleeding: a meta-analysis. J Gastroenterol Hepatol 2010; vol. 25(1): 8-13.

52. Barkun, AN, Martel M., Toubouti Y. et al., Endoscopic hemostasis in peptic ulcer bleeding for patients with high-risk lesions: a series of meta-analyses. Gastrointest Endosc 2009; vol.69(4): 786-799.

53. Morris, D. L., Hawker PC, Brearley S. et al. Optimal timing of operation for bleeding peptic ulcer: prospective randomized trial. Br Med J (Clin Res Ed) 1984; vol. 288(6426): 1277-1280.
54. Lagoo, J., Pappas TN, Perez A., Uma relíquia ou ainda relevante: o papel de estreitamento da vagotomia no tratamento da úlcera péptica. Am J Surg 2014; vol. 207(1): 120-126.
55. Gurusamy KS Pallari E., Tratamento médico versus cirúrgico para úlcera péptica refratária ou recorrente. Cochrane Database Syst Rev 2016; vol. 3: CD011523.
56. Soreide, K., Thorsen K., Harrison EM Úlcera péptica perfurada. Lancet 2015; vol. 386(10000): 1288-1298.
57. Tomtitchong, P., Siribumrungwomg B., Vilaichone RK Revisão sistemática e meta-análise: Terapia de erradicação do Helicobacter pylori após encerramento simples de úlcera duodenal perfurada. Helicobacter 2012; vol.17(2): 148-152.
58. Sharma, VK, Sahai AV, Corder FA, Howden CWHelicobacter pylori eradication is superior to ulcer healing with or without maintenance therapy to prevent further ulcer haemorrhage. Aliment Pharmacol Ther 2001; vol.15(12): 1939-1947.
59. Gisbert, JP, Abraira V., Accuracy of Helicobacter pylori diagnostic tests in patients with bleeding peptic ulcer: a systematic review and meta-analysis. Am J Gastroenterol 2006; vol.101(4): 848-863.
60. Forman D., Graham DY Artigo de revisão: Impact of Helicobacter pylori on society-role for a strategy of "search and eradicate". Aliment. Pharmavol Ther 2004; 19 (suppl.1):17-21.
61. Thorsen K., Glomsaker TB, von Meer A. et al. Trends in diagnosis and surgical management of patients with perforated peptic ulcer. J Gastrointest Surg 2011; vol. 15(8): 1329-1335.

62. Tomizawa M., Shinozaki F., Hasegawa R. et al. Níveis baixos de hemoglobina estão associados a hemorragia gastrointestinal superior. Biomed Rep 2016; vol.5 (3): 349-352.

63. Shay H., Sun DCH Etiologia e patologia da úlcera gástrica e duodenal. In: Bockus HL Gastroenterology, Philadelphia-London: Saunders Elsevier, 1968: 420-465.

64.Zanotti M. et al. Úlcera gástrica benigna gigante penetrando no fígado, pâncreas
e mesocólon. Minerva Chir. 1999. Vol. 54. No. 6. P. 415-419.

65. Vomero MD, Colpo E. Cuidados nutricionais na úlcera péptica. Arq Bras Cir Dig 2014; vol. 27 (4): 298-302.

66. Wong CS, Chia CF, Lee HC, et al. Erradicação do Helicobacter pylori para a prevenção da recorrência da úlcera após o encerramento simples da úlcera péptica perfurada: uma meta-análise de ensaios clínicos aleatórios. J Surg Res 2013; vol. 182(2): 219-26.

Autores

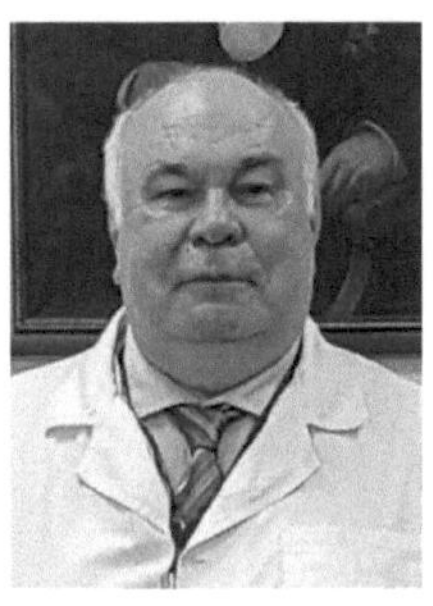

Sergey Sergeevich Dydykin - nascido em 1960, Doutor em Ciências Médicas, Professor, Chefe do Departamento de Cirurgia Operatória e Anatomia Topográfica do Instituto de Medicina Clínica N.V. Sklifosovsky, Instituição Educativa Autónoma do Estado Federal de Ensino Superior "Primeira Universidade Médica Estatal de Moscovo com o nome de I.M. Sechenov" do Ministério da Saúde da Federação Russa (Universidade Sechenov).

Em 1987, licenciou-se com distinção no Primeiro Instituto Médico de Moscovo com o nome de I.M. Sechenov, especializando-se em "Medicina Geral". Desde 1991, trabalha na universidade: desde 2004 - Professor do Departamento, desde 2013 - Chefe do Departamento. Autor de mais de 210 artigos científicos e 22 patentes.

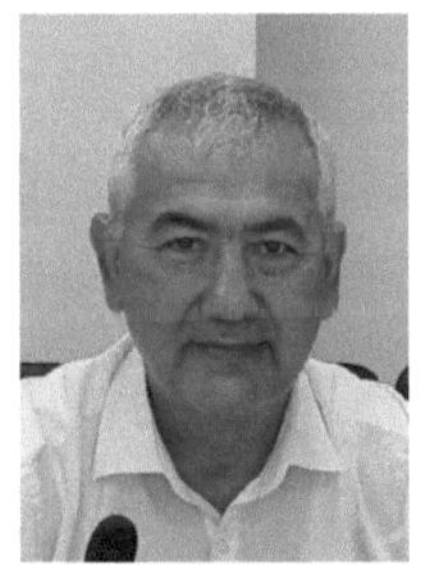

Khojiyev Dilmurod Yakhshievich - nascido em 1972, candidato a ciências médicas, professor associado, chefe do departamento de anatomia e anatomia clínica da secção de Termez da Academia Médica de Tashkent do Ministério da Saúde da República do Usbequistão. Em 1995, licenciou-se no Instituto Médico Estatal de Bukhara com o nome de Abu Ali ibn Sino, especializando-se em "Medicina Geral". Desde 2001, trabalha na universidade: desde 2024 - professor associado do departamento, desde 2022 - chefe do departamento. Autor de mais de 30 artigos científicos, duas monografias e 4 livros.

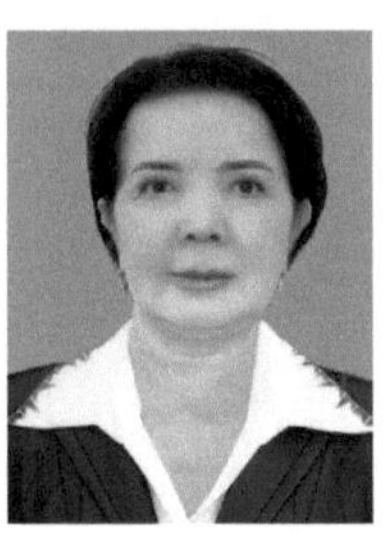

Professor do Departamento de Anatomia e OXTA, Academia Médica de Tashkent, Doutor em Ciências Médicas (DcS). Nasceu em 1965. Em 2018, defendeu a sua tese de doutoramento na especialidade "Morfologia" em 14.00.02. Desde 2023, trabalha como professor do Departamento de Anatomia e OXTA. Em 2022-2023, publicou 5 certificados de autor, 4 DGU, 3 monografias, 6 livros de texto, 40 manuais didácticos e metodológicos, 113 artigos científicos, 4 dos quais foram publicados em revistas da lista Scopus (Q2). Sob a sua orientação, foram defendidas 4 teses de doutoramento e 12 teses de mestrado.

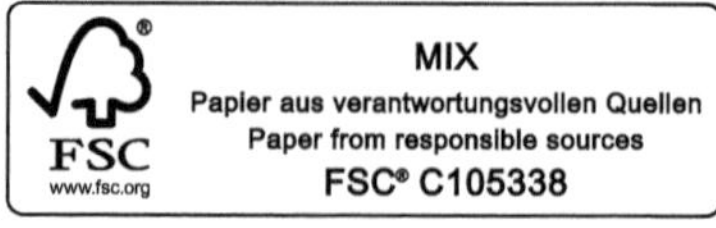

Printed by Books on Demand GmbH, Norderstedt / Germany